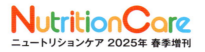
ニュートリションケア 2025年 春季増刊

令和6年度介護報酬改定対応！
栄養ケア・マネジメントのギモン Q&A50

川崎医科大学高齢者医療センター栄養室
管理栄養士・主任介護支援専門員
森光 大 編著

MCメディカ出版

編集にあたって

　令和6年度は、医療・介護・障害のトリプル同時改定でした。社会保障制度の予算が厳しいなか、地域包括ケアシステムの深化・推進や、リハビリテーション・口腔・栄養の一体的運用、医療・介護・障害の連携に加算が設定されています。

　それぞれの現場の管理栄養士が、多職種の役割を理解して情報と方針を共有し、障害や疾患のある人が障害や疾患を抱えたままでも、よりよい人生を送れるよう管理栄養士としての専門性をいかして支援することが大切です。

　本書は、なるべく一体的な書式を用いて、テーマごとに、わかりやすく、具体的な内容で、すぐに役立つよう工夫しました。「自分らしく生きる」ことを支援するために、栄養ケア計画書の記入例やモニタリングのポイント、記録の書き方などを提示しました。適切かつ効率的な栄養ケア・マネジメントによる支援をめざして、ぜひ本書をご活用ください。

2025年3月

森光 大

令和6年度介護報酬改定対応！
栄養ケア・マネジメントのギモン Q&A50

編集にあたって …………………………………………………………………… 3

編集・執筆者一覧 ………………………………………………………………… 8

第1章 栄養ケア・マネジメントとは

Q1 介護保険施設の管理栄養士に求められていることは何？（湧田和枝）……… 10

Q2 地域包括ケアシステムの深化と推進とは、これまでと何が違うの？
（森光大）………………………………………………………………… 14

Q3 栄養ケア・マネジメントの流れとは？「令和6年度介護報酬改定」で
栄養ケア・マネジメントの内容は変わったか？（窪田紀之）………………… 17

Q4 令和6年度介護報酬改定で廃止された加算と新設された加算は？
（森田千雅子）…………………………………………………………… 19

Q5 感染症や災害への対応力強化を図るとは具体的にどういうこと？
（足立由里佳）…………………………………………………………… 24

Q6 自立支援・重度化防止の取り組みとして管理栄養士ができることは何？
（時岡奈穂子）…………………………………………………………… 29

Q7 科学的介護情報システム（LIFE）のフィードバックをどういかすの？
（窪田紀之）……………………………………………………………… 32

第2章 加算算定時の注意点

【施設系サービス】

Q8 栄養マネジメント強化加算を算定するときの注意点は？（窪田紀之）……… 36

Q9 経口移行加算を算定するときの注意点は？（窪田紀之）………………… 39

Q10 経口維持加算を算定するときの注意点は？（森光大）…………………… 41

Q11 再入所時栄養連携加算を算定するときの注意点は？（窪田紀之）………… 47

Q12 療養食加算を算定するときの注意点は？（森光大）……………………… 50

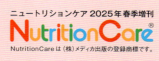

Contents

Q13 入所施設におけるリハビリテーション・機能訓練、栄養、口腔の一体的取り組みについての注意点は？（窪田紀之） ……………… 52

Q14 ターミナルケア加算を算定するときの注意点は？（清田順子）………… 54

Q15 看取り介護加算を算定するときの注意点は？（窪田紀之）……………… 57

Q16 退所時栄養情報連携加算を算定するときの注意点は？（藤浦美由紀）……… 60

Q17 末期のアルツハイマー型認知症の人が看取り段階に近づき、食事をほぼ摂取しなくなった際に施設スタッフとどう連携する？（森田千雅子）………………………………………………………… 63

Q18 障害者支援施設における栄養ケア・マネジメントの注意点は？（濱野芳貴）………………………………………………………… 66

【通所系サービス】

Q19 口腔・栄養スクリーニング加算を算定するときの注意点は？（田中英里子）………………………………………………………… 68

Q20 栄養アセスメント加算を算定するときの注意点は？（田中英里子）………… 72

Q21 栄養改善加算を算定するときの注意点は？（田中英里子）……………… 75

Q22 栄養管理体制加算を算定するときの注意点は？（田中英里子）………… 78

Q23 リハビリテーションマネジメント加算（ハ）の注意点は？（足立由里佳）………………………………………………………… 80

【居宅サービス】

Q24 居宅療養管理指導を算定するときの注意点は？（時岡奈穂子）………… 86

Q25 退院・退所後の在宅療養生活を居宅療養管理指導で支えるにはどうしたらいいの？（時岡奈穂子）………………………………… 89

Q26 通所系サービスや居宅系サービスにある「外部との連携」とは？（時岡奈穂子）………………………………………………………… 92

第3章 栄養ケア計画書

Q27 栄養ケア計画書の長期目標と短期目標はどう書けばいいの？
また「栄養ケア」のポイントとは？（森光大）………………………………… 96

Q28 入所時に、血液検査、身体計測、食事摂取量などの情報がない場合は
どのように対応したらいいの？（藤浦美由紀）…………………………………… 99

Q29 糖尿病がある人の栄養ケア計画書はどのように立てたらいいの？
（森光大）……………………………………………………………………… 103

Q30 摂取量が少ない人の栄養ケア計画書はどのように立てたらいいの？
（清田順子）…………………………………………………………………… 109

Q31 褥瘡のある人の栄養ケア計画書はどのように立てたらいいの？
（森光大）……………………………………………………………………… 113

Q32 認知症がある人の栄養ケア計画書はどのように立てたらいいの？
（藤浦美由紀）………………………………………………………………… 119

Q33 終末期の人の栄養ケア計画書はどのように立てたらいいの？
（窪田紀之）…………………………………………………………………… 124

Q34 障害者支援施設での栄養ケア計画書はどのように立てたらいいの？
（濵野芳貴）…………………………………………………………………… 127

第4章 栄養ケアのすすめかた

Q35 定期的な血液検査ができないときは、栄養アセスメントはどうするの？
（時岡奈穂子）………………………………………………………………… 132

Q36 経管栄養による栄養のみで変化のない人への介入はどうしたらいいの？
（森光大）……………………………………………………………………… 135

Q37 栄養補助食品は利用者の自己負担になるの？（石井恭子）……………………… 139

Q38 摂取量10割でも痩せている利用者には栄養補助食品を使用すべき？
（田中英里子）………………………………………………………………… 142

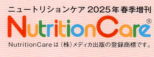

Contents

Q39 食事量は変わらないのに体重が減ってきた利用者には
どのように対応すればいいの？（田中英里子） ………………………………… 144

Q40 給食委員会はどれくらいの頻度で開催するの？（石井恭子） ………………… 146

Q41 調理レクリエーションを行う目的と意義とは？（湧田和枝） ………………… 148

Q42 非常食はどのように準備しておけばいいの？（石井恭子） …………………… 151

Q43 介護保険施設でも栄養食事指導は必要なの？（森田千雅子） ………………… 157

Q44 基礎疾患のある利用者への家族の差し入れは
どのように対応すればいいの？（森光大） ……………………………………… 161

Q45 禁食が多い利用者の代替食はどのように対応すればいいの？
（森田千雅子） ……………………………………………………………………… 163

Q46 グループホームでペースト食から食上げしたいが、
きざみ食しか提供できないといわれたらどのように対応すればいいの？
（森田千雅子） ……………………………………………………………………… 166

Q47 便秘を予防するにはどうしたらいいの？（森田千雅子） ……………………… 168

Q48 下痢が続く利用者にどう対応したらいいの？（森田千雅子） ………………… 170

Q49 逆流が続く高齢者にどう対応すればいいの？（森田千雅子） ………………… 173

Q50 嚥下調整食を食べてくれない利用者にはどのように対応したらいいの？
（時岡奈穂子） ……………………………………………………………………… 176

索　引 ………………………………………………………………………………………… 179

編集・執筆者一覧

編 集

森光大 　川崎医科大学高齢者医療センター栄養室管理栄養士・主任介護支援専門員

執筆者（50音順）

足立由里佳 　あだち・ゆりか 　鳥取県済生会介護老人保健施設はまかぜ主任管理栄養士 　第1章 Q5・第2章 Q23

石井恭子 　いしい・きょうこ 　社会福祉法人淳風福祉会特別養護老人ホーム若宮園／若宮老人保健センター／特別養護老人ホーム若宮の杜管理栄養士 　第4章 Q37・Q40・Q42

清田順子 　きよた・じゅんこ 　社会福祉法人駿光会特別養護老人ホームリバーサイド熊本管理栄養士 　第2章 Q14・第3章 Q30

窪田紀之 　くぼた・のりゆき 　社会福祉法人鷲山会特別養護老人ホーム岡山シルバーセンター管理栄養士 　第1章 Q3・Q7・第2章 Q8・Q9・Q11・Q13・Q15・第3章 Q33

田中英里子 　たなか・えりこ 　株式会社アール・ケアデイサービスセンターアルフィック下中野管理栄養士 　第2章 Q19・Q20・Q21・Q22・第4章 Q38・Q39

時岡奈穂子 　ときおか・なほこ 　特定非営利活動法人はみんぐ南河内機能強化型認定栄養ケア・ステーションからふる代表 　第1章 Q6・第2章 Q24・Q25・Q26・第4章 Q35・Q50

濵野芳貴 　はまの・よしき 　広島県福山市障害者支援施設管理栄養士 　第2章 Q18・第3章 Q34

藤浦美由紀 　ふじうら・みゆき 　医療法人社団久和会老人保健施設マイライフ尾根道管理栄養士 　第2章 Q16・第3章 Q28・Q32

森田千雅子 　もりた・ちかこ 　医療法人社団悠翔会在宅栄養部管理栄養士 　第1章 Q4・第2章 Q17・第4章 Q43・Q45・Q46・Q47・Q48・Q49

森光大 　もりみつ・だい 　川崎医科大学高齢者医療センター栄養室管理栄養士・主任介護支援専門員 　第1章 Q2・第2章 Q10・Q12・第3章 Q27・Q29・Q31・第4章 Q36・Q44

湧田和枝 　わくた・かずえ 　社会福祉法人ゆうなの会特別養護老人ホーム大名給食サービス課管理栄養士 　第1章 Q1・第4章 Q41

第 1 章

栄養ケア・マネジメントとは

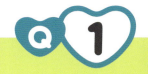

介護保険施設の管理栄養士に求められていることは何？

社会福祉法人ゆうなの会特別養護老人ホーム大名給食サービス課管理栄養士　**湧田和枝** わくた・かずえ

介護保険サービスで利用できる公的施設は3種類

　介護保険施設とは介護保険サービスで利用できる公的施設のことです。介護老人福祉施設（特別養護老人ホーム）、介護老人保健施設、介護医療院の3種類があります。給食運営が直営か委託かによって少し違いはあるかもしれませんが、本稿では介護老人福祉施設、給食運営は直営での取り組みについて述べます。

献立作成・調理・食事の提供などの給食管理業務

　介護保険施設を利用している人にとって、食事は楽しみの一つです。栄養状態の維持や改善だけが目的ではなく、食事をとおして会話も弾み、笑顔をひき出すことができます。筆者はその笑顔がみたくて、おいしくて安全な食事づくりとは何かを日々考えながら業務を行っています。食へのニーズは多様であるため「高齢者の食事はこうあるべき」といった固定概念にとらわれずミールラウンドでの情報を参考にしながら、これまでの食習慣や嗜好にあわせて、主食はご飯、軟飯、めん類、パン類、ふかしいもなど、数種類準備し、食欲がわく工夫をしています。

　献立作成にあたり、季節の食材、地産地消、郷土料理なども取り入れバラエティーに富んだ構成を心がけています。また、「日本人の食事摂取基準（2025年版）」、各学会のガイドライン、日本摂食嚥下リハビリテーション学会による「嚥下調整食分類2021」なども参考に、常食はもちろん、疾患の悪化を防ぎ改善をめざす療養食、加齢とともに低下する咀嚼機能や嚥下機能に対応した嚥下調整食などを学びながら献立を立案します。常食（普通食）と嚥下調整食の例

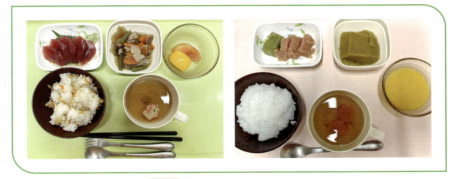

図1 普通食（常食）と嚥下調整食

当施設の人気メニューのちらしずし、刺身、筑前煮、すまし汁、くだもの。利用者の嚥下機能にあわせて嚥下調整食を提供する。

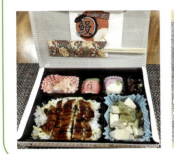
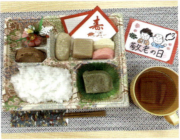
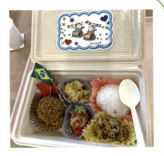

図2 さまざまな行事食

を示します（図1）。

　管理栄養士・栄養士の同職種連携だけでなく、実際に調理を担当する調理師や食事介助を行う介護職員との多職種連携も給食管理には大切なポイントとなります。日ごろからコミュニケーションを深めておきましょう。利用者が楽しみにしている行事食も、多職種の協力があってこそです（図2）。

　利用者の健康状態にあわせて食事の提供方法も工夫します。高齢になると、箸がうまく使えない、スプーンが持ちにくい、皿から一口分をとりわけることがむずかしいなど、自身でできないことが増えてきます。そのようなときにはしっかりと持ちやすいような箸、スプーン、フォークに変更し、倒れにくいように加工された自助食器を活用して、自立摂取が継続できるようにします（図3）。

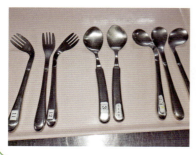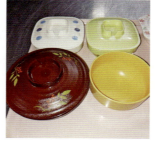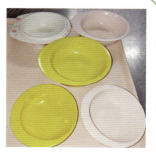

図3 さまざまな自助食器

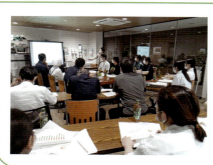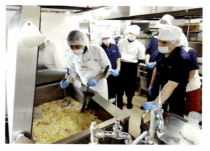

図4 当施設の研修会

食品衛生研修会（写真左）と調理技術向上研修会（写真右）の様子。

　また、自施設における研修会などを企画し、スタッフが働きやすい環境づくりにも積極的に取り組んでいます（図4）。

利用者の健康管理および栄養ケア業務を行う専門職としての心構え

　利用者に会うときには自身の職種と名前をきちんと伝え、あいさつすることが大切です。そして、利用者の名前を確認してからミールラウンドをスタートします。声かけは非常に大切です。

　介護保険施設の管理栄養士・栄養士は少数であるため、多職種の協力を得ることが不可欠です。日ごろからよい関係を築いておきたいものです。では、「よい関係」とは何でしょうか。そ

れは、利用者の情報について、多職種間で報告・連絡・相談が活発に行われる関係であると考えます。「Aさんが食事を残すので気になる」「Bさんの食べこぼしが増えた」など、ささいなきっかけでも相談がきたときは、多職種と一緒にミールラウンドを行います。管理栄養士・栄養士からの早い対応を心がけることで、利用者のさまざまな情報が得やすくなり、結果的に利用者の栄養状態を良好に保つことにつながります。

　ミールラウンドでは、食事がどれだけ食べられているかの確認にとどまらず、チェック表を作成して、表情、姿勢、咀嚼、食べ方、食べるペース、食べこぼしやむせの有無、食べ残したものなどを記録します。多職種連携を強化するためにも記録して情報共有することが大切です。

　管理栄養士・栄養士は控えめな人が多いと思います。情報は自分からとりにいきましょう。勉強会や学会へ積極的に参加して日々の研鑽を怠らず、管理栄養士・栄養士から情報発信できるようにスキルアップしていきましょう。

第1章　栄養ケア・マネジメントとは

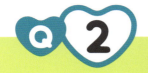

地域包括ケアシステムの深化と推進とは、これまでと何が違うの？

川崎医科大学高齢者医療センター栄養室管理栄養士・主任介護支援専門員　**森光大**　もりみつ・だい

高齢者が住み慣れた地域で自分らしい生活を続けられるような支援を

　地域包括ケアシステムの深化と推進とは、高齢者が住み慣れた地域で自分らしい生活を続けられるよう、医療、介護、予防、住まい、生活支援を包括的に提供する仕組みをさらに強化し、発展させる取り組みをさします。

　わが国では、戦後は自宅で死亡する人が多くいましたが、徐々に減少して、1970年半ば以降に病院や診療所で亡くなる人が多くなりました。しかし、2000年半ばを境に自宅や介護施設などで亡くなる人が増加傾向にあります[1,2]。高齢者自身が最期まで療養する場として介護保険施設への要望が高まり[3]、「平成18年度介護報酬改定」にて、特別養護老人ホームにおいて看取り介護を実践するうえでの体制整備と実際の看取り介護に対する評価として「看取り介護加算」が新設され、さらに「平成21年度介護報酬改定」より介護老人保健施設における「ターミナルケア加算」が導入されました[4]。杉山らは「看取り関連加算を取得し、チームによる看取り体制のある施設では、管理栄養士による看取りのための栄養ケア・マネジメントが推進されていた」ことを報告しています[5]。

　そして「令和6年度介護報酬改定」における地域包括ケアシステムの深化と推進のなかの一つとして、介護老人保健施設におけるターミナルケア加算が見直され、算定要件に管理栄養士が明記されました（表）[6]。

表 介護老人保健施設におけるターミナルケア加算の算定要件（文献6より）

以下のいずれにも適合している入所者であること。
①医師が一般的に認められている医学的知見に基づき回復の見込みがないと診断した者であること。
②入所者またはその家族などの同意を得て、入所者のターミナルケアにかかわる計画が作成されていること（※）。
③医師、看護師、介護職員、支援相談員、管理栄養士などが共同して、入所者の状態または家族の求めなどに応じ随時、本人またはその家族への説明を行い、同意を得てターミナルケアが行われていること。

※1 「人生の最終段階における医療・ケアの決定プロセスに関するガイドライン」などの内容に沿った取り組みを行うこと。
※2 計画の作成にあたり、本人の意思を尊重した医療・ケアの方針決定に対する支援に努めること。

ターミナルケアにおける管理栄養士の役割

一般的に、入所者へは栄養ケア・マネジメントの実施により栄養状態を良好に維持するのですが、ターミナル期の対応を開始した場合、本人への負担の少ない栄養や食事の提供、家族とともに過ごす時間の支援、本人にとっておいしいものを食べることによる生活の質（quality of life：QOL）の向上へと目的が変わります。

本人への負担の少ない栄養や食事の提供

ターミナル期には身体活動量が減少し基礎代謝も下がるため、必要なエネルギー量は次第に減少していきます。栄養が多く入ること自体が、体の負担になると考えられます[7]。医師をはじめとする多職種で検討しながら、徐々にエネルギー量とたんぱく質量を少なくしていきます。

家族とともに過ごす時間の支援

筆者が経験した例で、本人と家族が最期は自宅で過ごしたいと強く希望され、余命1ヵ月で自宅退院したAさんがいました。ターミナル期であるため多くは食べられません。そこで、自宅のベッドサイドでたこ焼きを焼いて提供しました。すると孫たちも集まり、Aさんの介護ベッドにジャングルジムのように登っては転がり、「わぁ～！ たこ焼きだ～！」と楽しくにぎやかなたこ焼きパーティーになりました。月に2回の訪問ではありましたが、たこ焼きのほかにも、手打ちうどんを打つなど、家族が楽しく一緒に食べる時間を演出しました。余命1ヵ月と宣告されていたAさんでしたが、最終的には6ヵ月間自宅で過ごすことができました。家族も最期に楽しい時間が過ごせたととても喜んでいました。施設内においても、可能な限り本人と家族が一緒に食べて楽しい時間を過ごす支援ができるのではないでしょうか？

🍂 本人にとっておいしいものを食べること

「最期に何が食べたいですか？」と尋ねることもありますが、本当の終末期になると液体しか口にできない状態になります。食べられる摂食嚥下機能が保たれているうちに、好きな食べものを提供しなければなりません。ターミナルケアを開始した時点こそが、まさにその取り組みのスタートと考えます。場合によっては、ターミナル期と評価されながらも食べられるようになって元気を取り戻す人もいます。ターミナル期になってから好きな食べものを聞くのではなく、元気なうちからその人の好きな食べものや嫌いな食べものをしっかりと聞きとっておくことが大切です。

引用・参考文献

1) 厚生労働省. 令和6年度の同時報酬改定に向けた意見交換会（第1回）議事次第：資料－2.（https://www.mhlw.go.jp/stf/shingi2/0000162533_00001.html, 2025年2月閲覧）.
2) 厚生労働省. 令和3年（2021）人口動態統計（確定数）の概況.（https://www.mhlw.go.jp/toukei/saikin/hw/jinkou/kakutei21/, 2025年2月閲覧）.
3) 塚原貴子ほか. 特別養護老人ホームにおけるターミナルケアの検討：全国の特別養護老人ホームの調査より. 川崎医療福祉学会誌. 11（1）, 2001, 17-24
4) 野村総合研究所. 平成20年度老人保健事業推進費等補助金（老人保健健康増進等事業分）介護施設等における重度化対応の実態に関する調査報告書. 2009.
5) 杉山みち子ほか. 厚生労働科学研究費補助金長寿科学総合研究事業「介護保険施設, 医療療養病床及び回復期リハビリテーション病棟における高齢者の経口摂取状況, 経口移行・経口維持の取り組みと情報連携の実態に関する研究」報告書. 2010.
6) 厚生労働省. 令和6年度介護報酬改定における改定事項について.（https://www.mhlw.go.jp/content/12300000/001230329.pdf, 2025年2月閲覧）.
7) 東口髙志. がん悪液質の代謝動態からみた栄養管理. 臨床栄養. 113（5）, 2008, 602-7.

Q3

栄養ケア・マネジメントの流れとは？「令和6年度介護報酬改定」で栄養ケア・マネジメントの内容は変わったか？

社会福祉法人鷲山会特別養護老人ホーム岡山シルバーセンター管理栄養士　**窪田紀之**　くぼた・のりゆき

「令和6年度介護報酬改定」における栄養ケア・マネジメントの流れ

「令和6年度介護報酬改定」では栄養ケア・マネジメントの流れは大きくは変わっていません。

前回の「令和3年度介護報酬改定」では栄養マネジメント加算が廃止となりました。そして、栄養マネジメント加算の要件を包括化することを踏まえ「入所者の栄養状態の維持および改善を図り、自立した日常生活を営むことができるよう、各入所者の状態に応じた栄養管理を計画的に行わなければならない」ことが規定されました[1]。

介護支援専門員は管理栄養士と連携し、入所者の入所後遅くとも1週間以内に関連職種と共同して栄養スクリーニングを行い、低栄養状態のリスクを把握します。その後、管理栄養士は栄養スクリーニングを踏まえ、入所者ごとに解決すべき課題を把握し（栄養アセスメント）、栄養ケア計画書を作成します。入所者の栄養状態に応じて一定期間（低リスク：3ヵ月、高リスク：2週間）ごとにモニタリングを行います。また、低栄養状態のリスクにかかわらず、栄養スクリーニングを3ヵ月ごとに実施します。この栄養ケア・マネジメントの流れには大きな改定はありません。栄養マネジメント加算が廃止されたことにより、「同意日から加算を算定する」という概念がなくなりましたが、施設サービス計画と併せて栄養ケア計画を、入所者または家族にわかりやすく説明し、同意を得る必要があります[2]。

令和6年4月1日からは、栄養ケア・マネジメントを行っていない施設には14単位／日の減算がかかってしまいます。栄養士のみが配置されている施設は、併設施設や外部の管理栄養士の協力により栄養管理を行うことができます。

栄養ケア計画書

　栄養ケア計画書は、栄養ケア単独型の「栄養ケア・経口移行・経口維持計画書」と、多職種連携型の「リハビリテーション・個別機能訓練、栄養、口腔に係る実施計画書」の2つの様式が示されました。どちらの計画書を使用しても差し支えありませんが、関連職種と共同して使いやすいものを選択します。

　「令和6年度介護報酬改定」では、リハビリテーション（以下リハ）・機能訓練、口腔、栄養に関する取り組みの連携が強化され、新たな加算も創設されました。加算算定のためには計画書作成や多職種間会議でのリハ、口腔、栄養専門職の関与が必要になります[3]。筆者はこれまで「リハは他領域」と考えていた部分がありましたが、今後は関連職種と共同し、質の高いていねいな栄養ケアを実施していきたいと考えています。栄養ケア計画書を作成する際は、栄養のみではなく、リハや口腔のケア計画も記載しましょう。

引用・参考文献

1）厚生労働省. "施設系サービスにおける栄養ケア・マネジメントの充実". 令和3年度介護報酬改定における改定事項について. 87. (https://www.mhlw.go.jp/content/12404000/000768899.pdf, 2025年2月閲覧).
2）厚生労働省. "施設サービスにおける栄養ケア・マネジメント及び経口移行加算等に関する基本的な考え方並びに事務処理手順例及び様式例の提示について". リハビリテーション・個別機能訓練、栄養管理及び口腔管理の実施に関する基本的な考え方並びに事務処理手順及び様式例の提示について. 37-41. (https://www.mhlw.go.jp/content/12404000/000755018.pdf, 2025年2月閲覧).
3）厚生労働省. "施設サービスにおける栄養ケア・マネジメント及び栄養マネジメント強化加算等に関する基本的な考え方並びに事務処理手順例及び様式例の提示について". リハビリテーション・個別機能訓練, 栄養, 口腔の実施及び一体的取組について. 介護保険最新情報. Vol.1217. 29-32. (https://www.mhlw.go.jp/content/001227728.pdf, 2025年2月閲覧).

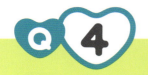

令和6年度介護報酬改定で廃止された加算と新設された加算は？

医療法人社団悠翔会在宅栄養部管理栄養士　**森田千雅子**　もりた・ちかこ

廃止された加算と新設された加算

　令和6年度介護報酬改定において、廃止された加算と新設された加算について以下にまとめます（図）。

🍃「退所時栄養情報連携加算」70単位/1回/月【新設】

　本加算は、介護施設から自宅やほかの介護施設、病院などに移る際に、栄養に関する情報が途切れずに伝達されることを目的としています。介護施設の管理栄養士が、入居者の栄養情報をほかの介護保険施設や医療機関などに提供することが評価されるしくみです。

🍃「再入所時栄養連携加算」200単位/回【対象見直し】

　これまでは、再入所時に栄養管理の内容が初回の入院（所）時と大きく変化した場合のみが対象でしたが、今後は栄養管理の内容に変化がなくても、厚生労働大臣が定める特別食などを必要とする者が対象となります。

🍃栄養ケア・マネジメント未実施の場合の減算

　入居者全員に対する栄養ケア・マネジメントの実施が基本サービスに含まれることになり、実施されない場合は1日あたり14単位の減算が行われます。この措置は3年間の経過期間を経て、令和6年4月1日から正式に減算が適用されています。栄養管理の減算基準となった場合、経口維持加算、経口移行加算、再入所時栄養連携加算の算定はできません。

図 令和6年度介護報酬改定の要点

リハビリテーション・機能訓練、口腔管理、栄養管理の一体的な取り組み

さらに本年度より、介護保険施設におけるリハビリテーションや機能訓練、口腔管理、栄養管理の一体的な取り組みを推進するために、介護保険施設においてリハビリテーション計画や栄養管理に関する情報を評価する新たな区分が設けられました。具体的な内容は以下のとおりです。

①口腔衛生管理と栄養管理の強化。

②リハビリテーション、機能訓練、口腔管理、栄養に関する情報を関連職種間でしっかりと共有し、科学的介護情報システム（long-term care information system for evidence；LIFE）の情報も活用すること。

③共有した情報をもとに、リハビリテーションや個別の訓練計画を必要に応じて見直し、その内容を関係職種と共有すること。

20　Nutrition Care 2025 春季増刊

新たに設けられた加算は以下のとおりです。

●介護老人保健施設：リハビリテーションマネジメント計画書情報加算（Ⅰ）53 単位 / 月
●介護医療院：理学療法[注7]、作業療法[注7]、言語聴覚療法[注5] 20 単位 / 月
●介護老人福祉施設、地域密着型介護老人福祉施設入所者生活介護：個別機能訓練加算（Ⅲ）20 単位 / 月

※注 5、注 7 などの注釈については厚生労働省のホームページにて確認すること。

これらは、口腔衛生管理加算（Ⅱ）および栄養マネジメント強化加算が算定要件となり、リハビリテーション、機能訓練、口腔管理、栄養に関する一体的な計画書の記載内容を整理し、LIFE の項目を考慮した新しい様式に変更されています。

さまざまな加算算定における補足

🍃 栄養マネジメント強化加算

管理栄養士が給食管理を行うことに問題はありませんが、調理業務を委託している場合、その委託先の管理栄養士は「栄養マネジメント強化加算」の人員配置基準に含まれません。ミールラウンドの記録には、特定の様式は定められていませんが、行った日付や、食事調整、食事環境整備を実施した場合の記録を残すことが必要です。計画書は入居者または家族への説明と同意は必要ですが、サインはかならずしも必要ではありません（**Q8、36 ページ**）。

🍃 経口移行加算

入居者一名につき、一入所一度のみの算定です。医師の指示があり経管で食事を摂取していても、経口への摂取をすすめた食支援が必要な入居者が対象（経口摂取困難者）です。医師、歯科医師、管理栄養士、看護師、介護支援専門員、そのほかの職種の者が共同して、管理栄養士または栄養士による栄養管理と、言語聴覚士または看護職員による支援が行われていることが必要です。管理栄養士は必須ではありませんが、栄養管理にかかわる減算がある場合は算定できません。

基本的に計画作成同意日から 180 日以内ですが、180 日を超えても、経口移行がすすむと医師が判断する期間中は算定が可能です。ただし、医師の指示はおおむね 2 週間ごとに必要です（**Q9、39 ページ**）。

🍃 経口維持加算 Ⅰ

医師または歯科医師（歯科医師による指示は管理栄養士などが医師の指導を受けている）の指示のある摂食障害や誤嚥を認める入所者が対象（摂食嚥下障害者）です。嚥下造影

表	療養食加算の対象となる療養食

- 糖尿病食
- 腎臓病食：腎臓病の患者に提供される食事。心臓疾患の人に提供される総塩分6.0g未満の減塩食も、腎臓病食と同様に扱えるが、高血圧症に対する減塩食は加算の対象外。
- 肝臓病食：肝臓の機能を保護する肝庇護食、肝炎食、肝硬変食、閉鎖性黄疸食（胆石症・胆嚢炎による場合も含む）などが含まれる。
- 胃潰瘍食：十二指腸潰瘍の場合も同様に適用される。クローン病や潰瘍性大腸炎などで腸の機能低下に対する低残渣食などに適用される。ただし、流動食は対象外。
- 貧血食：血中ヘモグロビン濃度が10g/dL以下で、鉄分不足が原因の入所者が対象。
- 膵臓病食
- 脂質異常症食：LDLコレステロールが140mg/dL以上、HDLコレステロールが40mg/dL未満、または血清中性脂肪が150mg/dL以上の入所者が対象。高度肥満症（BMIが35kg/m^{2}以上、または肥満度が＋70%以上）も脂質異常症食と同様に扱える。
- 痛風食
- 特別な場合の検査食：潜血食のほか、大腸X線検査・大腸内視鏡検査のために残渣の少ない調理済み食品を使用した場合は、特別な場合の検査食と同様に扱える。

（videofluoroscopic examination of swallowing；VF）検査、嚥下内視鏡（videoendoscopic evaluation of swallowing；VE）検査は算定要件から外れました。月に1回以上、多職種（医師、歯科医師、管理栄養士、看護職員、介護支援専門員、そのほかの職種）共同による食事の観察や会議を実施して、一人ひとりに経口維持計画を作成している必要があります。介護福祉施設サービスでは、「経口維持計画」に関する内容を「施設サービス計画」に記載すれば、別途「経口維持計画」を作成しなくても問題ありません（**Q10**、**41ページ**）。

経口維持加算Ⅱ

経口維持加算Ⅰの算定が必須です。食事の観察や会議に医師（配置医師を除く）、歯科医師、歯科衛生士または言語聴覚士いずれか1名以上の参加が必要です（**Q10**、**41ページ**）。

療養食加算

療養食とは、医師の指示書（食事箋）に基づき、適切な栄養量と内容を満たす食事をさします。特別食と混同しないように注意しましょう。療養食加算の対象となる療養食を**表**に示します。

濃厚流動食のみを提供する場合であっても、1日分の給与量が指示されていれば、1日2回の提供でも3回の食事として算定できます。算定の基準は「栄養管理（献立の作成）」「特別な調理や食材の使用」「提供」の3点です。そのため、用意しても提供できずに退所した場合などは算定できません。また、おやつは算定できません（**Q12**、**50ページ**）。

なお、厚生労働省が定める特別食とは、治療の手段として医師の指示書（食事箋）に基づき、

適切な栄養量と内容を満たす食事をさします。具体的には、腎臓病食、肝臓病食、糖尿病食、胃潰瘍食、貧血食、膵臓病食、脂質異常症食、痛風食、嚥下困難者向けの流動食、経管栄養用の濃厚流動食、特別な場合の検査食が含まれます。一般的な流動食や軟食は含まれません。

引用・参考文献

1）厚生労働省. 令和 6 年度介護報酬改定について.（https://www.mhlw.go.jp/stf/newpage_38790.html, 2025 年 2 月閲覧）.

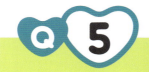

感染症や災害への対応力強化を図るとは具体的にどういうこと？

鳥取県済生会介護老人保健施設はまかぜ主任管理栄養士　**足立由里佳** あだち・ゆりか

非常時における管理栄養士・栄養士の役割

「令和6年度介護報酬改定」では、すべてのサービスにおいて業務継続計画（business continuity plan；BCP）[1]の作成が義務化されました。

災害などの発生時には誰もがパニックに陥り、日常業務の継続が困難になるでしょう。しかし、そのようなときでも迅速に対応できるかどうかは日ごろからの備えが大切です。管理栄養士・栄養士は感染や災害などの非常時にも、患者や入所者への安全な食事の提供を止めることはできません。そのため、日ごろより非常時を想定した災害時の食事提供マニュアルや非常食を準備することが管理栄養士・栄養士に課せられた責務[2]であり、給食のBCPの基本方針[3]といえます。**表1**に示すチェックリスト[4]を確認し、マニュアルを整備または確認しましょう。

非常時の給食提供マニュアルのポイント

感染症発生時

手洗いや給食における衛生管理などの感染予防に加え、感染が認められた場合には患者や利用者、職員への感染拡大を防止することが目的となります。マニュアルにおいては感染者数、施設の状況、時間の経過による変化へ対応し、情報伝達や他部署との連携を構築しましょう。1名でも発症したときには、感染を広めないよう厨房内の消毒やディスポーザブル食器の使用など、迅速な初動を行います。また、調理員に感染者が発生した場合には、給食の継続のために、人員の確保や非常食の利用など、少人数でも安全な食事が提供できる体制をつくることが

表1 非常時の食事提供マニュアルに最低限必要な項目：マニュアル作成のためのチェックシート
（文献4を参考に作成）

項目	最低限必要な内容
施設内連絡・指示体制	災害時などの指示系統・配備体制が明確になっている 職員参集ルールを決めている
	職員の緊急連絡網が作成されている
給食施設関係者との連絡	（委託業者） 災害時などの支援体制や対応などを確認し、委託契約書に明記されている
	（委託業者） 当該給食施設のマニュアルと整合性を図っている
	（災害時支援協定締結団体） 支援内容について整理し、連絡様式を用意している
	（近隣の給食施設や系列施設） 支援内容について整理し、連絡様式を用意している
	（行政関係者） 連絡先一覧表を作成している
災害発生時の初期対応	災害発生時対応フローチャートを作成している
	被災状況チェック表を作成している
ライフラインの確保	電気・ガス・水道などの連絡先が作成されている
	水道が止まった場合の代替手段を記載している
	電気・ガスが止まった場合の代替手段を記載している
	停電時の配膳方法を記載している。
備蓄品の準備	必要な備蓄品を揃え、適切な場所に保管している
	備蓄品の利用計画がある
	非常・災害用の食種・食形態の確認方法を決めている
	委託業者との、備蓄品の購入・管理の分担を決めている
利用者の摂取状況の確認	利用者の栄養状態、食形態の確認方法を決めている
	災害時用の食数把握伝票がある
衛生管理に関すること	災害時の衛生管理や、適切な調理方法を決めている
	ゴミの処理、保管方法を決めている
	トイレの殺菌、消毒方法を明記し、必要物品を準備している

第1章 栄養ケア・マネジメントとは

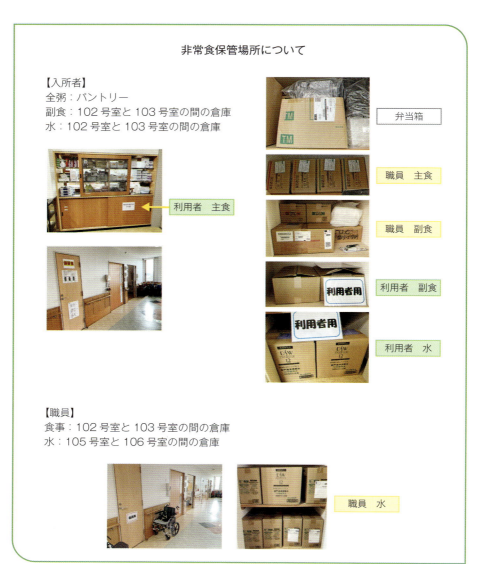

図 施設内に掲示している非常食保管場所

重要です。

🍃 大規模な災害時

　人材や食料だけでなく建物も崩壊し、ライフラインや情報が不足します。給食施設の優先業務は安全な給食提供の継続により患者や入所者、職員、さらには避難してくるかもしれない地域の人の命を守ることです。災害時でも被災状況や時間の経過に応じてマニュアルを変更する

表2 食形態別の非常食献立（利用者用）

（1日目）※並・きざみは毎食水 100mL

	並・きざみ	嚥下1・3	経管栄養
1食目	レトルト粥 280g 1P ツナ缶 50g 明治メイバランス®Mini 125mL 1P	明治メイバランス® ブリックゼリー 350kcal 1本 水とろみ 200mL	アクトエールアクア®300kcal 1P ※水はフラッシュで 50〜100mL
2食目	レトルト粥 280g 1P ビーフカレー 80g コンポート 40g	明治メイバランス® ブリックゼリー 350kcal 1本 水とろみ 200mL	アクトエールアクア®300kcal 1P ※水はフラッシュで 50〜100mL
3食目	レトルト粥 280g 1P いわし蒲焼き 40g ふりかけ（かつお）1個	明治メイバランス® ブリックゼリー 350kcal 1本 水とろみ 200mL	アクトエールアクア®300kcal 1P ※水はフラッシュで 50〜100mL

（2日目）※並・きざみは毎食水 100mL

	並・きざみ	嚥下1・3	経管栄養
1食目	レトルト粥 280g 1P とりそぼろ 50g 明治メイバランス®Mini 125mL 1P	明治メイバランス® ブリックゼリー 350kcal 1本 水とろみ 200mL	アクトエールアクア®300kcal 1P ※水はフラッシュで 50〜100mL
2食目	レトルト粥 280g 1P さばみそ 1切 コンポート 40g	明治メイバランス® ブリックゼリー 350kcal 1本 水とろみ 200mL	アクトエールアクア®300kcal 1P ※水はフラッシュで 50〜100mL
3食目	レトルト粥 280g 1P かつお味つけ 50g ふりかけ（しそ）1個	明治メイバランス® ブリックゼリー 350kcal 1本 水とろみ 200mL	アクトエールアクア®300kcal 1P ※水はフラッシュで 50〜100mL

（3日目）※並・きざみは毎食水 100mL

	並・きざみ	嚥下1・3	経管栄養
1食目	レトルト粥 280g 1P チキンフレーク 50g 明治メイバランス®Mini 125mL 1P	明治メイバランス® ブリックゼリー 350kcal 1本 水とろみ 200mL	アクトエールアクア®300kcal 1P ※水はフラッシュで 50〜100mL
2食目	レトルト粥 280g 1P さばの水煮 1切 コンポート 40g	明治メイバランス® ブリックゼリー 350kcal 1本 水とろみ 200mL	アクトエールアクア®300kcal 1P ※水はフラッシュで 50〜100mL
3食目	レトルト粥 280g 1P まぐろおかか和え 50g ふりかけ（しそ）1個	明治メイバランス® ブリックゼリー 350kcal 1本 水とろみ 200mL	アクトエールアクア®300kcal 1P ※水はフラッシュで 50〜100mL

第1章　栄養ケア・マネジメントとは

必要があります。また、感染症発生時でもいえることですが、給食管理を担当する管理栄養士や委託調理員が出勤できずに不在となることも想定されます。代行者でもすぐに対応できるようマニュアルのフローチャート化やアクションカードの作成を行い、平常時から訓練することが必要であると感じています。なお、アクションカードとは、災害対応を行うにあたり、想定し得る範囲のとるべき避難行動の指標をカード化したものです[5, 6]。

非常食の場所は？ 備えと周知が重要

　以下に、これまでの筆者の経験や訓練からマニュアルの変更点や追加した点を紹介します。
　筆者の勤務先では、大晦日に地域で何十年ぶりかの豪雪となったことがありました。予想外の積雪で隣設の病院から配送車を出すことができず、栄養士が自宅から調理員、施設職員に非常食の準備について伝えると、非常食の保管場所や内容を理解していませんでした。調理員が調理済み食材を隣設の病院から歩いて運び、利用者には無事に元日の朝食を提供できました。正月の食材は3日までストックがあり、交通インフラの影響も逃れることができました。現在は入所者の非常食は委託管理、職員分は施設管理となっています。それぞれの非常食の保管場所、食形態別の献立、調理方法を全職員に周知し、研修や炊き出し訓練をするようになりました（図、表2）。今後はBCPの施設全体の研修および訓練が義務化となり、マニュアルが周知され誰もが対応できることをめざしましょう。

引用・参考文献

1）厚生労働省老健局．介護施設・事業所における感染症発生時の業務継続ガイドライン．令和6年3月．（https://www.mhlw.go.jp/content/001073001.pdf，2025年2月閲覧）．
2）日本栄養士会．2020年度生涯教育（基幹教育）基本研修．
3）須藤紀子ほか．"給食BCPの進め方"．福祉施設・病院等における給食BCP（事業継続計画）導入の手引き．東京，建帛社，2023，4-5．
4）岐阜県健康福祉部保健医療課．"マニュアル作成のためのセルフチェックシート"．給食施設における災害時給食提供マニュアル策定の手引き．第2版．令和6年3月，8．（https://www.pref.gifu.lg.jp/uploaded/attachment/395851.pdf，2025年2月閲覧）．
5）大阪市保健所．"アクションカードとは"．給食施設における災害時等の食事提供に関する手引き．令和6年3月改訂，5．（https://www.city.osaka.lg.jp/kenko/cmsfiles/contents/0000524/524671/tebiki.pdf，2025年2月閲覧）．
6）国土交通省・関東地方整備局．アクションカード．（https://www.ktr.mlit.go.jp/ktr_content/content/000864344.pdf，2025年2月閲覧）．

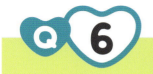

自立支援・重度化防止の取り組みとして管理栄養士ができることは何？

特定非営利活動法人はみんぐ南河内機能強化型認定栄養ケア・ステーションからふる代表
時岡奈穂子 ときおか・なほこ

生活習慣病の重症化予防は介護予防につながる

　介護が必要になったおもな原因は、脳血管疾患と心疾患をあわせた循環器病が約21％と、もっとも多くを占め、認知症の16.6％よりも多くなっています。循環器病は生活習慣病が原因となる動脈硬化と関連するため、生活習慣病の重症化予防は介護予防に大きな意味があることがわかります[1]。

　筋肉量の減少に伴う身体機能の低下によって活動量が低下することは、生活習慣病重症化のリスクファクターとなり、注意が必要です。その意味においても、低栄養の予防と改善は優先して取り組むべき項目といえます。

栄養管理とリハビリテーション・個別機能訓練、口腔管理との連携

　具体的な例をあげて考えてみましょう。

　糖尿病高齢者の支援を行う場合、自立支援・重度化防止の視点からは、日々の活動量を確保し、適切な血糖コントロールを行い、身体機能を維持することが重要となります。また、口腔機能が低下してかたいものが食べにくくなった場合は、しっかりとかむ必要のある低脂質で高たんぱく質の食品（鶏むね肉や豚もも肉など）は摂取しにくくなり、比較的やわらかい糖質や脂質の多い食材に偏った食生活（パンやめんが中心の献立）になりやすいため、結果的に血糖コントロールが不安定になったり、体脂肪が増加しやすくなったりします。

　そのため、管理栄養士は、リハビリテーション（以下リハ）・個別機能訓練を行うリハスタッ

フや口腔機能の維持・向上に取り組む歯科と連携を図り、一体となって以下のような効果的な自立支援・重度化防止に向けた取り組みを実施することが期待されています[2]。

●理学療法士や作業療法士などと連携し、筋力・持久力の向上および日常生活動作（activities of dairy living；ADL）維持・改善を目的に、リハの負荷や活動量に応じた必要なエネルギー量、適切な栄養摂取量の調整などを行う。

●歯科衛生士や言語聴覚士などと連携し、適切な口腔・嚥下機能の評価をすることで、適切な食形態・摂取方法の指導と、それによる食事摂取量の維持・改善や摂食機能の維持につなげる。

　機能維持や活動量の増加とそのために必要な栄養を摂取すること、しっかりと食べられる環境をつくることをよい循環として維持できるように支援することで、高齢者自身がセルフケアをしながら前向きに活動ができる効果的な「低栄養の予防・改善」に取り組むことが重要です。

自立支援・重度化防止は高齢者自身も理解すべきこと

　自立支援・重度化防止は、介護保険法では「国民の努力及び義務」として、第4条において「国民は、自ら要介護状態となることを予防するため、加齢に伴って生ずる心身の変化を自覚して常に健康の保持増進に努めるとともに、要介護状態となった場合においても、進んでリハビリテーションその他の適切な保健医療サービス及び福祉サービスを利用することにより、その有する能力の維持向上に努めるものとする」[3]と定められています。地域の高齢者が「自分が思う暮らし」を続けるためには、高齢者自身がこのことを理解し、主体的に自立支援・重度化防止に取り組むことが重要です。

　各地の市町村では、これらの取り組みを「介護予防・日常生活支援総合事業」として実施し、住民などの参画を促すとともに、地域の実情に合わせた多様なサービスを提供しています。管理栄養士がかかわる事業としては、自立支援に向けて介護支援専門員が多職種の意見を支援の参考とする「地域ケア会議」、通いの場への支援などを目的とした「地域リハビリテーション活動支援事業」、専門職による「短期集中型訪問型サービスC事業」などがあります。

地域の栄養支援体制を包括的にデザインする

　栄養の課題は身体機能などに比べると自覚しにくく、また、身近な話題としてテレビや雑誌などによる情報が氾濫しています。なるべく早期から高齢者自身が適切かつ積極的にセルフケ

アできるように環境をととのえる必要があります。病院、施設、行政、認定栄養ケア・ステーション®など、さまざまな立場の管理栄養士が連携し、地域の栄養支援体制を包括的にデザインすることは、各支援をより効果的にすることにもつながります。

　今後、私たち管理栄養士には、自立支援・重度化防止の取り組みのうえからも、医科歯科連携を含む多職種との協働、そして同職種の連携がよりいっそう望まれています。

引用・参考文献

1）厚生労働省. 令和4年国民生活基礎調査. 第25表：介護が必要となった原因. (https://www.e-stat.go.jp/stat-search/files?page=1&toukei=00450061&tstat=000001206248, 2025年2月閲覧).
2）厚生労働省. 令和3年度介護報酬改定の主な事項について. (https://www.mhlw.go.jp/content/12404000/000753776.pdf, 2025年2月閲覧).
3）厚生労働省. 介護保険制度の概要. (https://www.mhlw.go.jp/stf/seisakunitsuite/bunya/hukushi_kaigo/kaigo_koureisha/gaiyo/index.html, 2025年2月閲覧).

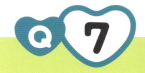

科学的介護情報システム（LIFE）のフィードバックをどういかすの？

社会福祉法人鷲山会特別養護老人ホーム岡山シルバーセンター管理栄養士 **窪田紀之** くぼた・のりゆき

LIFEのフィードバック

　栄養マネジメント強化加算や褥瘡マネジメント加算など、「令和3年度介護報酬改定」により新設、もしくは見直しがあった加算の多くは「科学的介護情報システム（long-term care information system for evidence：LIFE）へのデータ提出および、フィードバックの活用によるPDCAサイクルの推進・ケアの向上を図ること」が求められています[1]。フィードバックは、介護施設・事業所から収集し、蓄積したデータに基づいて作成されます。介護施設・事業所において、記録したデータやフィードバックを活用して日々のケアを見直し、継続的に改善していくこと、科学的裏づけにもとづく介護の実践（＝科学的介護）につながることが期待されています[2]。

「令和6年度介護報酬改定」におけるフィードバック

　「令和6年度介護報酬改定」においてLIFEは休止・移行期間を経て、令和6年8月から新システムが稼働しています。フィードバックには、施設全体のデータを分析した「事業所フィードバック」と、利用者個人のデータを分析した「利用者フィードバック」があります。2025（令和7）年1月現在は、LIFEのトップ画面で「事業所フィードバック」の閲覧が可能です。

「令和6年度版フィードバック」の活用

　「令和6年度版フィードバック」では、「条件の指定」をする機能が新たに加わりました。選

択できる項目は、①地域・都道府県、②事業所規模、③平均要介護です。また、グラフは、表示期間を 1 点もしくは、5 月と 11 月のように 2 点を選び比較することができます[3]。これまでのフィードバックは、全国から集積したデータとの比較しかできませんでした。今後は地域差や施設の規模、平均要介護度など、より自施設に近い条件で全国の施設との比較ができます。フィードバックの内容は、ブラウザ上で閲覧ができるほか、pdf や PowerPoint、画像として出力、印刷をすることも可能です。

フィードバックを栄養管理にいかす

今後は「利用者フィードバック」が掲載される予定で、利用者個人のデータを全国値と比較できるようになります。しかし、「フィードバック」でわかるのは、あくまでも自施設と全国を比較した「データ」です。筆者は、フィードバックのデータをもとに「栄養アセスメント」を行い、「なぜ、栄養状態が改善（悪化）したか」という原因と解決策を導き出すことが肝心であると考えています。

引用・参考文献

1) 厚生労働省. 令和 3 年度介護報酬改定について. (https://www.mhlw.go.jp/stf/seisakunitsuite/bunya/0000188411_00034.html, 2025 年 2 月閲覧).
2) 三菱総合研究所. 令和 5 年度厚生労働省老人保健事業推進費等補助金（老人保健健康増進等事業分）科学的介護情報システム（LIFE）フィードバック活用の手引き, 令和 6 年（2024 年）3 月. (https://pubpjt.mri.co.jp/pjt_related/roujinhoken/t5e9f200000000xh-att/R5_114_3_guideline.pdf, 2025 年 2 月閲覧).
3) 厚生労働省. LIFE 科学的介護情報システム：操作説明書（フィードバック参照編・令和 6 年度版）. (https://life-web.mhlw.go.jp/help, 2025 年 2 月閲覧).

MEMO

第 **2** 章

加算算定時の
注意点

Q8

【施設系サービス】

栄養マネジメント強化加算を算定するときの注意点は？

社会福祉法人鷲山会特別養護老人ホーム岡山シルバーセンター管理栄養士　**窪田紀之**　くぼた・のりゆき

管理栄養士の配置基準

　筆者は、栄養マネジメント強化加算の基準・算定要件における注意点は大きく4つあると考えています。

　1つ目は「管理栄養士を常勤換算方式で入所者の数を50（施設に常勤栄養士を1人以上配置し、給食管理を行っている場合は70）で除して得た数以上配置すること」[1] についてです。「入所者数」とは、施設の入所定員ではなく前年度の平均入所者数を指します。そのため、入所定員が52床でも前年度入所者の平均数が50名以下なら、管理栄養士を常勤換算方式で1名以上配置することで加算が算定できます。管理栄養士の常勤換算には、調理業務の委託先に配置される栄養士および管理栄養士の数を含むことはできません。

　前年度入所者の平均が80名の施設に常勤の管理栄養士が2名配置されている場合、「80÷50＝1.6」となり、人員配置で余剰となった0.4人分（160時間を常勤とした場合、月間で64時間分）を用いて、併設の通所系サービスにおける栄養アセスメント加算や栄養改善加算を算定することも可能です。また、この施設に常勤の管理栄養士が1名しか配置されていない場合は0.6人分が不足しており、栄養マネジメント強化加算を算定することはできません。また、人員配置を満たしている50名のみに栄養マネジメント強化加算を算定するということもできません。栄養マネジメント強化加算は入所者全員に算定するか、算定しないかのどちらかになります。

リスクの設定とミールラウンドの記録

　2つ目は、「低栄養状態のリスクが高い入所者（中リスク、高リスク者）に対し、医師、管理栄養士、看護師などが共同して作成した栄養ケア計画に従い、食事の観察（ミールラウンド）を週3回以上行い、入所者ごとの栄養状態、嗜好などを踏まえた食事の調整などを実施すること。低栄養状態のリスクが低い入所者にも、食事の際に変化を把握し、問題がある場合は、早期に対応すること」[1] についてです。食事観察の記録に決まった書式は提示されておらず、「食事の観察を行った日付と食事の調整や食事環境の整備などを実施した場合の対応を記録すること」とされています。食事観察には経腸栄養を利用している入所者も含まれますが、BMI やアルブミン値が正常で、体重減少のない経腸栄養利用者は「低リスク」とみなすことができます。

　ミールラウンドの際、体温や血圧などのバイタル、皮膚の状態や尿量、排便状態などの表を事前につくっておき、週に1回でもフロアの看護師の記録から転記すれば、体調が安定していることをモニタリングできます。これは、評価のときに客観的な指標として「体調が安定している」ことの根拠になると考えます。ミールラウンドでは、異常なことだけを探すのではなく、良好な状態や新たな発見（好きな食べものなどの聞きとり）も記録してはいかがでしょうか。

LIFE について

　3つ目は、「入所者ごとの栄養状態などの情報を厚生労働省に提出し、継続的な栄養管理の実施にあたって、当該情報そのほか継続的な栄養管理の適切かつ有効な実施のために必要な情報を活用していること」[1] についてです。これは科学的介護情報システム（long-term care information system for evidence：LIFE）を用い、必要な情報を一定期間ごとに提出することで要件を満たします[2]。情報はサービス提供月の翌月10日までに提出する必要があり、栄養マネジメント強化加算では、①新規に入所したとき、②栄養ケア計画書の変更があったとき、③少なくとも3ヵ月ごとに実施します。提出した情報は、厚生労働省で分析されフィードバックされます。介護施設・事業所ではこれを活用してケアの質の向上に取り組むことが求められます。注意点として、情報を提出すべき月に提出できなかった場合、全入所者に加算算定ができなくなります。そのためスケジュールの調整が必要です。

　栄養マネジメント強化加算は1日あたりの単位数が11単位で、管理栄養士がかかわる加算としては単位数の大きなものです。当施設では2021（令和3）年4月より栄養マネジメント強化加算の算定を行っています。情報提出には時間を要することがありますが、多職種と共同

して栄養アセスメントを行うことで、情報の入力漏れを防止しています。

栄養情報の提出

　4つ目は、栄養情報の提出です。入所者が退所し、居宅で生活をする場合やほかの介護保険施設や医療機関に入所（入院）する場合には、入所中の栄養に関する情報を入所先（入院先）に提出します。

　栄養に関する情報には、必要栄養量、食事摂取量、嚥下調整食の必要性、食事上の留意事項などが含まれます。この規定があるため、令和6年度介護報酬改定により新設された「退所時栄養情報連携加算」を併算定することはできません。

引用・参考文献

1）厚生労働省．"施設系サービスにおける栄養ケア・マネジメントの充実"．介護保険最新情報．Vol.931. 14.（https://www.mhlw.go.jp/content/000763160.pdf，2025年2月閲覧）.
2）厚生労働省．"栄養マネジメント強化加算"．科学的介護情報システム（LIFE）関連加算に関する基本的考え方並びに事務処理手順例及び様式例の提示について．介護保険最新情報．Vol.938. 12-3.（https://www.mhlw.go.jp/content/000763791.pdf，2025年2月閲覧）.

【施設系サービス】
経口移行加算を算定するときの注意点は？

社会福祉法人鷲山会特別養護老人ホーム岡山シルバーセンター管理栄養士　**窪田紀之**　くぼた・のりゆき

「令和6年度介護報酬改定」における経口移行加算

　経口移行加算は、「令和6年度介護報酬改定」において算定要件に変更はありません。算定施設は、介護老人福祉施設（特別養護老人ホーム）、介護老人保健施設、介護医療院および地域密着型介護老人福祉施設入所者生活介護です。

経口移行加算の対象者および算定期間

　対象者は、現に経管により食事を摂取している入所者で、経口による食事の摂取をすすめるための経口移行計画を作成している場合に、1日あたり28単位が算定できます。

　算定期間は経口移行計画に同意を得て、経口からの食事が可能となり経管栄養を終了した日までの期間です。原則180日までですが、180日を超えた期間であっても経口による食事の摂取が一部可能な者で、医師の指示に基づき経口による食事の摂取をすすめるための栄養管理および支援が必要とされる者に対しては、ひき続き加算算定が可能です[1]。また、入所者一人につき一度のみの算定となるため、計画終了後に期間を空けて再度算定することはできません[2]。

多職種連携による経口移行計画

　経口移行計画は、医師、歯科医師、管理栄養士、看護師、介護支援専門員などの多職種で共同して作成をしますが、全職種の参画が必要なわけではありません。施設に配置をされていな

①栄養補給・食事	必要な栄養量をとり、現在の体重が維持できる。（3ヵ月）	・エネルギー：800kcal、たんぱく質：32g、水分：1,100mL を胃ろうより注入します。	看護師
		・毎月の体重の変化を確認します。	管理栄養士看護師
		・週に3回以上、注入時の観察を行い、栄養量や栄養剤の種類、注入方法の検討を行います。	管理栄養士
③経口移行の支援	安全に嚥下訓練を行い、昼食が食べられるようになる。（1ヵ月）	・リクライニング車いすで食堂へ離床し、職員の見守りのもとで昼食を提供します。	介護職員
		・食形態は、主食：粥ゼリー（50g）、副食：ソフト食1品を準備します。	管理栄養士
		・食事前にはアイスマッサージおよび唇のマッサージ、発声練習をします。	看護師
		・食後は職員が口腔ケアを行い、食物残渣を除去し誤嚥を防止します。	看護師
		・食事状況の観察、カンファレンスを行い、食形態、介助方法、姿勢などの検討をします。	多職種

図　栄養ケア・経口移行・経口維持計画書（栄養ケア計画書より一部抜粋）

い歯科医師などの関与および配置は必須ではなく、必要に応じて行うものとされています[3]。

　具体的な内容には、管理栄養士または栄養士が行う栄養管理と、言語聴覚士または看護職員が行う支援があります（図）。当施設では入所時に意思確認を実施しており、「口から食べられなくなった場合、経管栄養を希望しない」と回答する入所者および家族が増加しています。そのため、当施設で経口移行加算を算定したケースは1症例のみです。しかし筆者は、入所者本人および家族に経口移行への意思があり、医師を含めた多職種で協議をした結果、安全な経口移行計画が作成できる場合においては、チャレンジをしてみる価値が高いと感じています。

引用・参考文献

1) 厚生労働省. 指定施設サービス等に要する費用の額の算定に関する基準（平成十二年厚生省告示第二十一号）. (https://www.mhlw.go.jp/file/06-Seisakujouhou-12300000-Roukenkyoku/0000080826.pdf, 2025年2月閲覧).
2) 厚生労働省. 平成17年10月改定関係Q&A：問77. 26. (https://www.mhlw.go.jp/topics/kaigo/kaigi/050907/dl/01.pdf, 2025年2月閲覧).
3) 厚生労働省. 介護保険最新情報：平成21年4月改定関係Q&A（Vol.2）について：問5. Vol.79. 2, 平成21年4月17日. (https://www.kaigo-wel.city.nagoya.jp/view/kaigo/company/docs/2009042100028/files/vol79.pdf, 2025年2月閲覧).

Q10

【施設系サービス】

経口維持加算を算定するときの注意点は？

川崎医科大学高齢者医療センター栄養室管理栄養士・主任介護支援専門員　**森光大** もりみつ・だい

経口維持加算の概要と算定要件

　経口維持加算（Ⅰ）は、経口摂取している人で、①摂食嚥下障害があり、②誤嚥が認められる入所者が対象となります。そして、医師または歯科医師の指示に基づき、医師、歯科医師、管理栄養士、看護師、介護支援専門員、そのほかの職種の人が共同して、食事の観察や会議（カンファレンス）などを行い、経口維持計画を作成する必要があります。その計画に従って、医師または歯科医師の指示を受けた管理栄養士または栄養士が栄養管理を行った場合に、1ヵ月につき400単位を加算します。しかし経口移行加算を算定している場合には算定できません。また、歯科医師の指示で行う場合は、管理栄養士が医師より指導を受けている場合に限られます。

　経口維持加算（Ⅱ）は、経口維持加算（Ⅰ）を算定している場合に、施設基準のための医師以外の医師、歯科医師、歯科衛生士または言語聴覚士が加わった場合には、1ヵ月につき100単位を400単位に追加して算定します。

　なお、先述の摂食嚥下障害には、食事摂取に対する認知機能低下も含みます。また、誤嚥が認められるとは、改訂水飲みテスト（modified water swallowing test：MWST）、食物テスト（food test：FT）、頸部聴診法、嚥下造影（videofluoroscopic examination of swallowing：VF）検査、嚥下内視鏡（videoendoscopic evaluation of swallowing：VE）検査などにより、誤嚥が認められるだけでなく喉頭侵入も含まれます。算定要件からは外れましたが、必要に応じてVF検査、VE検査を行える施設と連携しましょう。

　経口維持加算の算定要件を**表**に示します。

表 経口維持加算の算定要件

①定員超過利用・人員基準欠如に該当していないこと。
②入所者の摂食嚥下機能が医師の診断により適切に評価されていること。
③誤嚥などが発生した場合の管理体制が整備されていること。
④工夫された食形態などにより、誤嚥防止のための適切な配慮がなされていること。
⑤上記②～④までについて医師、**管理栄養士**、看護職員、介護支援専門員、そのほかの職種の者が共同して実施するための体制が整備されていること。

経口維持加算の書式例

別紙様式 4-1-1「栄養・摂食嚥下スクリーニング・アセスメント・モニタリング（施設）」では、「経口維持加算ⅠまたはⅡを算定している場合は必須」という欄があります。筆者は日本摂食嚥下リハビリテーション学会認定士を取得していますが、個別性の高い摂食嚥下障害の情報をすべて記入できないと考え、書式例を自分の使いやすいようにアレンジしています。様式4-1-1 の書式をそのまま使用する場合には余白にフリーで入力可能ですが、そのままの書式では使いにくいことが予想されます。特記事項の欄をうまく使用するとよいでしょう（**図1～2**）。

経口維持加算の実際

アセスメント

別紙様式 4-1-1 を使用すると仮定して、摂食嚥下状態のアセスメントを考えます。まず、食事場面を観察する項目としては、「多職種による栄養ケアの課題（低栄養関連問題）」の口腔関係が課題分析の項目になります（**図1**）。そこで誤嚥が疑われたら、「経口維持加算ⅠまたはⅡを算定している場合は必須」欄の「摂食・嚥下機能検査」へすすみ、改訂水飲みテスト、頸部聴診法、必要に応じて、VF 検査、VE 検査により、誤嚥や喉頭侵入を確認します（**図2**）。

その場合、近隣施設で VF 検査や VE 検査を実施している医療機関（リハビリテーション病院、耳鼻科、歯科など）と連携して、専門スタッフの評価を受けると、安全で正確なプランニングが行えます。

認知機能に関しては、検査をしなくても日常的な食事の様子を観察することで判断は可能と考えられます。注意したいことは、むせや咳についてです。「むせや咳がある＝誤嚥性肺炎になる」ではありません。むせや咳が反射的にできる人は、喀出できるため誤嚥性肺炎を予防でき

多職種による栄養ケアの課題（低栄養関連問題）	口腔関係	口腔関係	□口腔衛生　☑摂食・嚥下
		安定した正しい姿勢が自分で取れない	☑
		食事に集中することができない	□
		食事中に傾眠や意識混濁がある	□
		歯（義歯）のない状態で食事をしている	咀嚼力低下☑義歯不適応
		食べ物を口腔内に溜め込む	□
		固形の食べ物を咀しゃく中にむせる	☑
		食後、頬の内側や口腔内に残渣がある	☑
		水分でむせる	☑
		食事中、食後に咳をすることがある	☑食事中湿性嗄声
		その他・気が付いた点	食塊形成不良
	その他	褥瘡・生活機能関係 消化器官関係 水分関係 代謝関係 心理・精神・認知症関係 医薬品	□褥瘡（再掲）☑生活機能低下 □嘔気・嘔吐　□下痢　□便秘 □浮腫　☑脱水 □感染　□発熱 □閉じこもり □うつ □認知症 □薬の影響
	特記事項		軟らかいものを押しつぶし・すりつぶし可能。食べ物が口腔内でまとまりにくく、食物残渣が右頬に溜まる

図1　多職種による栄養ケアの課題（低栄養関連問題）（別紙様式4-1-1）

ているともいえます。しかし、むせや咳がある場合は、喉頭侵入または誤嚥が起こっている可能性があることをアセスメントします。

カンファレンス

同様に別紙様式4-1-1では、「多職種会議」の欄があります（図2）。参加職種、食形態・とろみ、補助食の活用、周囲環境、介助の方法、口腔ケアの方法、医療または歯科医療受療の必要性について、現状維持か変更のいずれかをチェックします。様式をアレンジする場合は、特記事項欄を大きくして、対象者に適した具体的な食形態や姿勢、環境、介助方法などについて、「現在はこのようにしているが、このように変更する」など、詳細な記入が必要と考えます。

栄養ケア計画書

上記のアセスメントをもとに対象者にあわせて栄養ケア計画書を作成します（図3）。経口維持加算を行うケア内容は、食形態だけの対応では不十分と考えます。人によっては、①姿勢（角度や傾斜）、②食べ方（自助具や介護食器など）や介助方法（食器の位置変換、左右どちらから

経口維持加算（Ⅰ）又は（Ⅱ）を算定している場合は必須	摂食・嚥下の課題	摂食・嚥下機能検査	☑水飲みテスト ☑頸部聴診法 □嚥下内視鏡検査 □嚥下造影検査 □咀嚼能力・機能の検査 □認知機能に課題あり（検査不可のため食事の観察にて確認） □その他（　　　　　　　　　） 実施日：△　年　△　月　△　日
		検査結果や観察等を通して把握した課題の所在	□認知機能　□咀嚼・口腔機能 ☑嚥下機能
	※食事の観察	参加者	□医師　□歯科医師　☑管理栄養士 □栄養士　□歯科衛生士 □言語聴覚士　☑作業療法士 □理学療法士　☑看護職員 ☑介護職員　☑介護支援専門員 実施日：　□　年　□　月　□　日
	※多職種会議	参加者	☑医師　□歯科医師　☑管理栄養士 □栄養士　□歯科衛生士 □言語聴覚士　☑作業療法士 □理学療法士　□看護職員 ☑介護職員　☑介護支援専門員 実施日：　▽　年　▽　月　▽　日
		①食事の形態・とろみ、補助食の活用	☑現状維持　□変更
		②食事の周囲環境	☑現状維持　□変更
		③食事の介助の方法	☑現状維持　□変更
		④口腔のケアの方法	☑現状維持　□変更
		⑤医療又は歯科医療受療の必要性	☑現状維持　□変更
		特記事項	

図2　摂取・嚥下機能検査の項目と多職種会議の記載（別紙様式4-1-1）

など）、③食形態、④環境（認知症対応）についてセットでプランニングすれば、安全に経口摂取できることがあります。各要素について多職種で検討して適切なプランを作成しましょう。

　その際、パーキンソン病や筋萎縮性側索硬化症（amyotrophic lateral sclerosis：ALS）などの進行性の疾患は、徐々に障害レベルが悪化していくため、その時点のレベルで可能な経口摂取方法で対応します。しかし、脳血管障害による後遺症で摂食嚥下障害がある場合には、改善ができる可能性もあります。年齢が若ければよりその可能性は高くなります。

🍃 モニタリング

　モニタリングの際は、ミールラウンドを行い栄養ケア計画書に記載した食環境や本人の姿勢、食形態、介助方法が適切に実施されているかを確認します。アセスメントと同様の項目で、本人がどのように食べているかをチェックします。むせや咳が反射的にできている人がいたら、背中をバンバン叩かず、優しくさすってあげましょう。

別紙様式4－1－2

栄養ケア・経口移行・経口維持計画書　（施設）　（様式例）

氏名：	殿	初回作成日：　RO　年　○月　○日
		作成（変更）日：　　　　年　　月　　日
		作成者：　　　　森光　大

医師の指示	□なし　■あり　（要点　Ene：1,200kcal、Pro：50g　）	指示日（　▽/▽　）
利用者及び家族の意向	本人：むせなければ、もっと食事がたべられるのに。カラオケしたい。 長女：もっと食べて元気になってもらいたいが、簡単な調理しかできない。	**説明日** 令和□年□月□日
解決すべき課題（ニーズ）	低栄養状態のリスク　　　　　　□低　□中　■高 不適切な食事姿勢と義歯の不一致により、十分な量の食事がとれず、低栄養状態になっている。	
長期目標と期間	安全に楽しくおいしく十分に食べて、元気になりカラオケを楽しむ。　　　6ヵ月	

分類	短期目標と期間	栄養ケアの具体的内容（頻度、期間）	担当者
①栄養補給・食事			
十分な栄養を摂取する	2週間	エネルギー：1,200kcal/日、たんぱく質：50g/日	夫
十分な水分を補給する	2週間	1,500mL/日　水分をとる	夫
嗜好調査の実施	2週間	楽しくおいしく食べられるように好きな食べものからはじめる。	管理栄養士
②栄養食事相談、③経口移行の支援、④経口維持の支援			
補食の検討をする	2週間	本人の嗜好に合った補食を探す（嗜好調査し、サンプルの試食）。	管理栄養士
適切な食形態を食べる	2週間	食形態コード3とうすいとろみを夫が準備できるように指導する。	管理栄養士
正しい姿勢で食事をする	2週間	右側を下にして左に向いて食べる。	本人・夫
食べられるものを増やす	2週間	食品の選択や調理法、メニューの提案をする。	管理栄養士
楽しんで集中して食事する	2週間	しっかりかんで、飲み込むときに意識して嚥下する。	本人
⑤多職種による課題の解決など			
義歯を合わせる	2週間	歯科受診をして義歯を調整してもらう	歯科医師
口腔ケアの実施	2週間	日常的な口腔ケアは自分で行い、週に1回専門的な口腔ケアを受ける。	歯科衛生士
リハビリの検討を行う	2週間	下肢筋力の回復などをめざしたリハビリテーションをどうするか検討する。	ケアマネ
症状悪化の早期発見と対応	2週間	全身管理と急変時の対応をする。	主治医
特記事項		食事だけで、エネルギー：1,200kcal/日、たんぱく質：50g/日が食べられるようになるまで、補食を利用する。	

図3　経口維持加算を算定している人の栄養ケア計画書（例）

経口維持を支援するポイント

　誤嚥している人に経口維持の支援を行うことは、誤嚥性肺炎になる危険性もあります。そこで、誤嚥性肺炎が起こったときはどうするかについて、本人や家族と多職種で話しあって共有しておくことが重要です。①誤嚥性肺炎を起こしたら、病院へ搬送して治療を受ける、②誤嚥性肺炎を起こしたら、食事の提供を控えて施設内で回復を待つ、③そのほかの対処など、本人・家族も含めて話しあって決めておくと、いざというときの対応がスムーズです。なお、誤嚥を

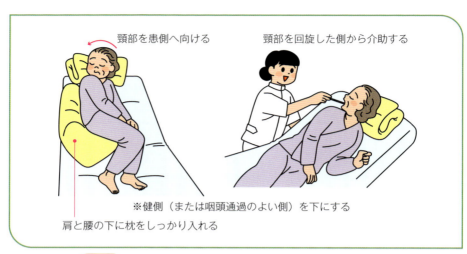

図4 誤嚥を防ぐベッド上のポジショニング（文献1を参考に作成）

防ぐベッド上のポジショニングを図4[1]に示します。

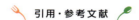

引用・参考文献

1）北條京子ほか．"摂食嚥下訓練の実際"．摂食嚥下ポケットマニュアル．第4版．聖隷嚥下チーム編．東京，医歯薬出版，2018，99-157．

Q 11

【施設系サービス】
再入所時栄養連携加算を算定するときの注意点は？

社会福祉法人鷲山会特別養護老人ホーム岡山シルバーセンター管理栄養士　**窪田紀之**　くぼた・のりゆき

「令和6年度介護報酬改定」における入所時栄養連携加算

　「令和6年度介護報酬改定」により、再入所時栄養連携加算では加算算定要件が緩和されました。以前は新規に嚥下調整食が必要となった場合や経管栄養へ移行した場合など、対象となるケースが限られていました[1]。今回の改定では、「厚生労働大臣が定める特別食等を必要とする者」と対象者が拡充されました[2]。この「特別食等」には、以前からあった日本摂食嚥下リハビリテーション学会の分類に基づく「嚥下調整食」に加え、糖尿病食や腎臓病食などの療養食加算が算定できる治療食、さらに療養食加算では認められていない高血圧の者に対する「減塩食」も含まれます。

再入所時栄養連携加算の対象者および算定要件

　再入所時栄養連携加算は、介護老人福祉施設（特別養護老人ホーム）、介護老人保健施設、介護医療院および地域密着型介護老人福祉施設入所者生活介護で算定ができます。算定できるケースは、これらの施設に入所中の利用者が自施設から医療機関へ入院し、退院後ただちに再入所（二次入所）した場合です。特別養護老人ホームの入所者が入院し、入院先の医療機関から別の介護老人保健施設への入所を経て、施設へ再入所した場合には算定できません。また、施設で栄養ケア・マネジメントを実施していることも要件に入ります。

　算定単位は、1人につき1回を限度に200単位で、入所者またはその家族の同意が得られた場合に算定できます。例外として、1回目の入院時に常食から嚥下食が必要となり、2回目の入院で嚥下食から経管栄養が新規導入になった場合は、2回目の算定が可能です[1]。

Nutrition Care 2025 春季増刊　**47**

カンファレンス議事録

利用者名	A　様	作成者	窪田　紀之
開催日	年　　月　　日	開催場所	○○病院
開催時間	10：00 ～ 10：30	開催回数	1 回

会議出席者	所属（職種）	所属（職種）	所属（職種）
	施設生活相談員	施設看護師	○○病院看護師
	施設管理栄養士	○○病院管理栄養士	利用者家族

検討した項目	①摂食状態の確認、食事形態について ②栄養状態について
検討内容	①誤嚥性肺炎で入院。絶食・点滴加療後に入院○○日後より経口摂取を開始。 ・VF にて送り込みに障害があり、食物の口腔内での貯留が顕著に見られる。 ・嚥下訓練により、現在は主食：粥ミキサー、副食：ミキサー食（ともにコード2-2）を全介助により摂取。 ・摂取量にむらがあり、5 ～ 8 割を摂取。 ・水分に中間のとろみをつけることで、むせる回数は減少している。 ②2 週間の入院期間で 1.5kg の体重減少がある。GLIM 基準では、「中等度の低栄養」に該当する。

図1 カンファレンス議事録の例（一部抜粋）

栄養ケア・経口移行・経口維持計画書

分類	短期目標と期間	栄養ケアの具体的内容（頻度、期間）	担当者
①栄養補給・食事	十分な食事量をとり、栄養状態を改善することができる。（3ヵ月）	・エネルギー：1,200kcal、たんぱく質：50.0g、水分：1,400mL の食事・おやつを準備します。	管理栄養士
		・食形態は、主食：粥ゼリー 100g、副食：ソフト食（半分量）を準備します。	調理員
		・毎食ドリンクタイプの栄養補助食品を追加し、必要な栄養量を補給します。	介護職員
		・水分には、中間のとろみをつけて準備します。	介護職員
		・週に 3 回以上、食事状況を確認し、必要に応じて食形態や食事内容を変更します。	管理栄養士
		・毎月 2 回、体重を測定し、栄養状態の確認をします。	管理栄養士 看護師

図2 栄養ケア計画書の例（一部抜粋）

医療機関の管理栄養士との連携

　算定の際に介護保険施設の管理栄養士は、対象者が入院する医療機関を訪問するか、テレビ電話などで栄養に関する指導を行う、または、カンファレンスに参加することが求められます（**図1**）。その際に医療機関の管理栄養士と連携し、栄養ケアに関する具体的な内容を検討します（**図2**）。療養食や嚥下調整食の内容のほかに、ミールラウンドで得られた情報（食べ方や嗜好、食事介助のポイントなど）や栄養状態、経口栄養補助食品の種類など、管理栄養士の視点で情報共有を行うと、より現実的な入所者に寄り添った栄養ケア計画になります。

　再入所時栄養連携加算は、医療機関と介護保険施設の管理栄養士同士での連携が必要であると感じられていても、算定ケースが特殊であるため、どの入所施設においても算定率は1%を下回っていました[3]。筆者は、今回の改定で算定要件が緩和されたことにより、医療機関から介護保険施設に入所者が移り変わっても、切れ目のない栄養管理が実現できることを期待しています。

引用・参考文献

1）厚生労働省. 平成30年度介護報酬改定に関するQ&A（Vol.4）.（https://www.mhlw.go.jp/file/06-Seisakujouhou-12300000-Roukenkyoku/0000210115.pdf, 2025年2月閲覧）.
2）厚生労働省. 指定居宅サービスに要する費用の額の算定に関する基準（短期入所サービス及び特定施設入居者生活介護に係る部分）及び指定施設サービス等に要する費用の額の算定に関する基準の制定に伴う実施上の留意事項について.（https://www.mhlw.go.jp/content/12300000/001227894.pdf, 2025年2月閲覧）.
3）厚生労働省老健局. 介護老人福祉施設・地域密着型介護老人福祉施設入所者生活介護：社会保障審議会介護給付費分科会（第221回）.（https://www.mhlw.go.jp/content/12300000/001131787.pdf, 2025年2月閲覧）.

Q12

【施設系サービス】

療養食加算を算定するときの注意点は？

川崎医科大学高齢者医療センター栄養室管理栄養士・主任介護支援専門員 **森光大** もりみつ・だい

療養食加算の概要

厚生労働大臣が定める療養食加算には、疾病治療の直接手段として、医師の発行する食事箋に基づき提供された適切な栄養量および内容を有する、糖尿病食、腎臓病食、肝臓病食、胃潰瘍食、貧血食、膵臓病食、脂質異常症食、痛風食、特別な場合の検査食があります。経口または経管の別は問われません。

介護サービス種別と単位数

療養食加算は指定施設サービスなどの一つで、都道府県知事に対し、老健局長が定める様式による届け出を行った指定介護福祉施設や介護老人保健施設、介護医療院が療養食を提供したときは、1日につき3回を限度として、所定単位数（6単位）を加算します[1]。

算定要件など

心臓疾患などに対して減塩食療法（総量6.0g未満）を行う場合は、腎臓病食に準じて取り扱うことができますが、高血圧症に対して減塩食療法を行う場合は、加算対象とはなりません。

肝臓病食とは、肝庇護食、肝炎食、肝硬変食、閉鎖性黄疸食（胆石症および胆嚢炎による閉鎖性黄疸を含む）などです。

胃潰瘍食には、十二指腸潰瘍も含まれます。クローン病や潰瘍性大腸炎などにより腸管の機能が低下している入所者に対する低残渣食も療養食として取り扱いが可能です。

貧血食は、血中ヘモグロビン濃度10g/dL以下であり、その原因が鉄欠乏に由来する者に限られます。

高度肥満症（肥満度が＋70％以上またはBMIが35kg/m^{2}以上）に対して食事療法を行う場合は、脂質異常症食に準じて取り扱うことができます。

特別な場合の検査食とは、潜血食のほか、大腸X線検査・大腸内視鏡検査のためにとくに残渣の少ない調理済み食品を使用した場合のことです。

　脂質異常症食の対象は、空腹時定常状態におけるLDLコレステロール値が140mg/dL以上、またはHDLコレステロール値が40mg/dL未満もしくは血清中性脂肪値が150mg/dL以上とされています。

療養食の考え方

　療養食加算とは、常食（並食）に対して療養に必要な食材料費を追加するための加算という考え方ではありません。低栄養状態に各疾患の有無と病態レベルをアセスメントすることが大切です。それには血液検査の費用も含まれ、全身状態と疾患の悪化予防、改善、良好なコントロールをめざしたマネジメントを行うことに対する加算と考えます。さらに必要に応じて栄養補助食品の適切な使用も含まれます。以下に例を示します。

● 糖尿病：ご飯をたくさん食べたい人に対する、こんにゃく米を混ぜて炊飯したご飯を提供する。

● 糖尿病性腎症：摂取量が減少して十分なエネルギー量がとれない人に対して、低たんぱく質・高エネルギーの栄養補助食品を付加する。

● 貧血：鉄を強化したのりつくだ煮やふりかけを提供する。

● 褥瘡：高たんぱく質、とくにコラーゲンペプチドの多い栄養補助食品を使用する。

　栄養マネジメント強化加算を算定している施設では、病院へ入院したり、在宅へ退所する際に退所時栄養情報提供書に栄養状態のみでなく、療養食加算の対象疾患の状態をくわしく書くことをおすすめします。とくに誤嚥性肺炎で病院へ入院する場合には、施設での食べるときの姿勢、食形態、食べ方や介助方法などの情報を記載するとよいでしょう。

引用・参考文献

1）社会保険研究所編．"介護老人福祉施設"．介護報酬の解釈1：単位数表編 令和6年4月版．東京，社会保険研究所，2024，877-937．

Q13

【施設系サービス】

入所施設におけるリハビリテーション・機能訓練、栄養、口腔の一体的取り組みについての注意点は？

社会福祉法人鷲山会特別養護老人ホーム岡山シルバーセンター管理栄養士　**窪田紀之**　くぼた・のりゆき

「令和6年度介護報酬改定」における リハビリテーション・機能訓練、栄養、口腔の一体的取り組み

「令和6年度介護報酬改定」において、リハビリテーション・機能訓練、栄養、口腔の一体的取り組み（以下、一体的取り組み）にかかわる加算が新設されました。介護保険施設の種類により算定できる加算の名称および算定単位数が異なります（**表**）。各加算ともにリハビリテーションマネジメント計画書または個別機能訓練計画書の作成と、科学的介護情報システム（long-term care information system for evidence；LIFE）へのデータ提出、フィードバックを活用した多職種による計画の見直しが求められます[1]。また、算定要件として口腔衛生管理加算（Ⅱ）と栄養マネジメント強化加算の算定が必要です。

一体的取り組みにかかわる計画書

今回の改定により一体的取り組みにかかわる計画書も変更がありました。各取り組みにかかわる専門職が情報共有を行い、協働して計画を作成する際に用いることができます。各取り組みについての情報をそれぞれ記載したうえで、多職種が連携し、それらを踏まえた共通課題を抽出し、共通目標を設定するとともに、具体的なケア内容に反映させることができます。

計画書の枚数がおのおのの計画書3枚から、一体的取り組みにかかわる計画書2枚に減少します。しかし、情報量が増えるため入所者または家族に同意を得る際には、ポイントを絞ったわかりやすい説明が求められます。

表 各施設の一体的取り組みにかかわる加算名と算定単位、併算定の可否

算定施設	加算名	単位数	併算定
介護老人保健施設	リハビリテーションマネジメント計画書情報加算（Ⅰ） 新設	53	不可
	リハビリテーションマネジメント計画書情報加算（Ⅱ）	33	
介護医療院	理学療法[注6]、作業療法[注6]、言語聴覚療法[注4]	33	可
	理学療法[注7]、作業療法[注7]、言語聴覚療法[注5] 新設	20	
介護老人福祉施設、 地域密着型介護老人福祉施設 入所者生活介護	個別機能訓練加算（Ⅰ）	12	可
	個別機能訓練加算（Ⅱ）	20	
	個別機能訓練加算（Ⅲ）新設	20	

※注4、注5、注6、注7などの注釈については厚生労働省のホームページにて確認すること。

当施設での取り組み

　一体的取り組みにより、必要なエネルギー量や栄養素を調整することによる筋力・持久力の向上、食形態や摂取方法の適切な管理、経口摂取の維持などが可能となることによる誤嚥性肺炎の予防および摂食嚥下障害の改善など、効果的な自立支援・重度化予防につながることが期待されます[2]。筆者が勤務する施設では口腔衛生管理加算（Ⅱ）の算定ができておらず、一体的取り組みにかかわる加算である個別機能訓練加算（Ⅲ）は算定できていません。しかし、栄養ケア計画書の見直しや施設ケアカンファレンスの際に、個別機能訓練、栄養、口腔の評価を行い、より質の高い栄養ケアに努めていきたいと考えています。

引用・参考文献

1) 厚生労働省. 令和6年度介護報酬改定における改定事項について.（https://www.mhlw.go.jp/content/12300000/001230329.pdf，2025年2月閲覧）.
2) 厚生労働省. "リハビリテーション・個別機能訓練，栄養，口腔の実施及び一体的取組について". 介護保険最新情報. Vol.1217.（https://www.mhlw.go.jp/content/001227728.pdf，2025年2月閲覧）.

Q14

【施設系サービス】
ターミナルケア加算を算定するときの注意点は？

社会福祉法人駿光会特別養護老人ホームリバーサイド熊本管理栄養士　**清田順子**　きよた・じゅんこ

ターミナルケア加算とは

　ターミナルケア加算は、病気の治癒がこれ以上見込めない人が最期まで穏やかに過ごせるように医療的ケアを行った際に算定できる加算です。残された人生を少しでも平穏に過ごし生活の質（quality of life；QOL）を高めることを目的として、「平成21年度介護報酬改定」で設置されました。日常生活のケアだけでなく、痛みや不快感をなくすための医療的ケアを行います。ターミナルケア加算と同じような加算として看取り介護加算があります（**Q15、57ページ**）。ターミナルケア加算は医療的ケアが中心であるのに対し、看取り介護加算は積極的な延命治療は行わず、本人が理想とする最期を穏やかに迎えられるよう身体的・精神的苦痛を和らげる生活支援に関するケアが中心となります。

　施設系（入所）でターミナルケア加算が算定できるのは介護老人保健施設のみです。在宅系サービスでは訪問看護、看護小規模多機能型居宅介護が該当します。なお、「令和6年度介護報酬改定」で単位数の変更がありました（**表1**）。

ターミナルケア加算の算定要件

　ターミナルケア加算の算定要件は、以下の3点いずれにも適合していることが条件です。
①入所者に回復の見込みがないこと：一般的に認められている医学的知見に基づき回復の見込みがないと医師によって診断されている必要がある。
②該当する入所者のターミナルケアに関する計画書が作成されていること：終末期の病状や精神状態は各個人で異なる。その入所者にあわせた計画の立案が必要である。入所者またはそ

表1 ターミナルケア加算の単位数

	旧	令和6年度改定
死亡日45〜31日前	80単位／日	72単位／日
死亡日30〜4日前	160単位／日	160単位／日
死亡日前々日、前日	820単位／日	910単位／日
死亡日当日	1,650単位／日	1,900単位／日

表2 ターミナルケア加算算定の注意点（文献2を参考に作成）

①利用者による意思決定を基本とする。
②利用者・家族と医療・ケアチームなど、多職種チームで十分な話し合いを行う。
③医療・ケアの開始や変更、終了などは医学的妥当性と適切性をもって、多職種チームで慎重に判断する。
④可能な限り、疼痛や不快な症状を緩和し、精神的・社会的援助も含めた総合的なケアを行う。
⑤利用者・家族と話し合った内容は記録に残す。

の家族などに対して十分に説明し、同意を得る必要がある。

③入所者の状態や希望に応じたターミナルケアが行われていること：入所者の意思を尊重し、状態や希望に応じたケアが適切に行われていることが必要である。

　そのためには、医師、看護師、介護職員、支援相談員、管理栄養士などが入所者の状態や情報を共有し、適宜その人にあわせた対応をすることが大切です。

ターミナルケア加算の算定状況と注意点

　介護老人保健施設において、ターミナルケア加算の算定件数は増加傾向にあります。2022年は2,785件で、10年前（2012年）の1,076件と比較して2倍以上になっています[1]。背景には、高齢者が病院だけではなく、在宅や介護施設で最期を迎えることが増加したことがあげられます。高齢化がすすみ、生き方も多様化する現代、ますます介護老人保健施設におけるターミナルケアの役割は大きくなると予想されます。

　算定するうえでの注意点を**表2**[2]にまとめました。

管理栄養士・栄養士として
本人の望む最期へどうかかわるか？

　ターミナル期には食事摂取量も減り、入所者の意向をうまくひき出せない状況が多いと思います。管理栄養士・栄養士として、いかに本人の望む最期にかかわれるのか、いつも悩みます。栄養ケア・マネジメントのなかで、元気なうちから利用者の嗜好やニーズ、人生観などを聞きとり、利用者・家族と多くかかわり、信頼関係を築いていくことが大切です。「ここで最期を迎えられてよかった」と満足してもらえるような医療的ケアを行っていきたいと思います。

引用・参考文献

1）厚生労働省老健局. 介護老人保健施設：社会保障審議会介護給付費分科会（第221回）資料2. 令和5年8月7日. （https://www.mhlw.go.jp/stf/newpage_34470.html, 2025年2月閲覧）.

2）厚生労働省. 人生の最終段階における医療・ケアの決定プロセスに関するガイドライン. 改訂. 平成30年3月. （https://www.mhlw.go.jp/file/04-Houdouhappyou-10802000-Iseikyoku-Shidouka/0000197701.pdf, 2025年2月閲覧）.

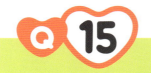

【施設系サービス】
看取り介護加算を算定するときの注意点は？

社会福祉法人鷲山会特別養護老人ホーム岡山シルバーセンター管理栄養士　**窪田紀之**　くぼた・のりゆき

看取り介護にかかわる加算の概要

　看取り介護にかかわる加算には、介護老人福祉施設、特定施設入居者生活介護、認知症グループホームで算定ができる看取り介護加算と、介護老人保健施設で算定ができるターミナルケア加算（**Q14**、**54ページ**）があります。どちらの加算も「令和3年度介護報酬改定」において、「人生の最終段階における医療・ケアの決定プロセスに関するガイドライン」などの内容に沿った取り組みを行うこと、施設サービス計画の作成にあたり、本人の意思を尊重した医療・ケアの方針決定に対する支援に努めることと定められました[1]。また、関連職種に管理栄養士が明記されました[2]。対象者は、医師が一般に認められている医学的知見に基づき回復の見込みがないと診断した者に対して、医師や看護師など多職種と連携をとって介護施設で看取りをする場合に算定されます。

　看取り介護にかかわる加算は、算定施設により加算の名称と単位数が異なります（**表1**）。また、「令和6年度介護報酬改定」において、介護老人保健施設のターミナルケア加算は算定単位の変更がありました（**Q14**、**55ページ**）。死亡日45日前から31日前の単位数を減らし、「死亡前々日、前日」と「死亡日」の区分への重点化がなされています[3]。

看取り介護加算における各職種の役割

　看取り介護加算（ターミナルケア加算）は「多職種連携」が重要です。各職種が共同で看取り介護に対する方向性について共通認識をもち、それぞれの役割を実践します（**表2**）。看取り介護といっても特別な介護は必要としません。その人が人生の最期をその人らしく過ごすため

表1 看取り介護加算の算定日数と単位数

施設	介護老人福祉施設		特定施設入居者生活介護		認知症 GH
加算名	看取り介護加算 I	看取り介護加算 II	看取り介護加算 I	看取り介護加算 II	看取り介護加算 I
死亡日 45 日前～31 日前（15 日間）	72 単位	72 単位	72 単位	572 単位	72 単位
死亡日 30 日前～4 日前（27 日間）	144 単位	144 単位	144 単位	644 単位	144 単位
死亡日前々日、前日	680 単位	780 単位	680 単位	1,180 単位	780 単位
死亡日	1,280 単位	1,580 単位	1,280 単位	1,780 単位	1,580 単位

表2 看取り介護におけるそれぞれの職種の役割

職種	役割
医師	「看取り期」の診断とケアに対する指導と助言、および死亡診断
看護師	日常生活における医療的ケア
介護職員	日常の寄り添う介護
生活相談員	専門職や家族との連携
リハビリテーションスタッフ	嚥下訓練、体幹保持
管理栄養士	利用者や他職種からの食に関する要望に迅速に対応

の「寄り添う介護」を行います。

看取り介護加算における管理栄養士の役割

　看取り期に入ると食事意欲の著しい低下や摂食・嚥下障害により、食事量の低下および体重減少を来すケースが多々あります。このようなケースでは、身体が食事や水分を受けつけなくなってきている段階で、積極的な栄養加入は困難です。その人の状態を多職種とよく協議して、経口摂取を続けるのか、それとも中止するのかを検討します。

当施設の取り組み

　当施設では、施設を退所する入所者の7割に看取り介護を実施し、そのうちの半数が最期まで経口摂取を続けています。家族から差し入れがあるケースでは、多職種で協議をして管理栄養士が「摂食嚥下状態に配慮して、安全に口にできる」形状に加工して提供しています。施設の給食を外注しているのであれば、給食委託会社との連携が必須です。筆者は、これらの嚥下調整食に関する知識と調理技術、他職種や給食委託会社との調整は、管理栄養士・栄養士の真骨頂であると考えています。

引用・参考文献

1) 厚生労働省. 令和3年度介護報酬改定における改定事項について. (https://www.mhlw.go.jp/content/12404000/000768899.pdf, 2025年2月閲覧).
2) 厚生労働省. 令和3年度介護報酬改定の概要（栄養関連）. (https://www.mhlw.go.jp/content/10900000/000818036.pdf, 2025年2月閲覧).
3) 厚生労働省. 令和6年度介護報酬改定の主な事項について. (https://www.mhlw.go.jp/content/12300000/001195261.pdf, 2025年2月閲覧).

第2章　加算算定時の注意点

Q16

【施設系サービス】
退所時栄養情報連携加算を算定するときの注意点は？

医療法人社団久和会老人保健施設マイライフ尾根道管理栄養士　**藤浦美由紀** ふじうら・みゆき

退所時栄養情報連携加算とは

退所時栄養情報連携加算は、介護保険施設から居宅、ほかの介護保険施設、医療機関などに退所する者の栄養管理に関する情報連携が切れ目なく行われるようにする観点から、介護保険

表　退所時栄養情報連携加算

	対象事業者	介護老人保健施設、介護老人福祉施設、介護医療院、地域密着型介護老人福祉施設入所者生活介護
概要	単位数	70単位／回（退所した日の属する月において1回を限度） ＊栄養マネジメント強化加算との併算定不可
	作成者	介護保険施設の管理栄養士
	受取者	ほかの介護保険施設や医療機関など
算定要件	対象者	A）厚生労働大臣が定める特別食を必要とする入所者、またはB）低栄養状態にあると医師が判断した入所者 A）①腎臓病食、肝臓病食、糖尿病食、胃潰瘍食、貧血食、膵臓病食、脂質異常症食、痛風食、嚥下困難者のための流動食 ②経管栄養のための濃厚流動食および特別な場合の検査食（単なる流動食および軟食を除く） B）①栄養スクリーニング判定基準において「中・高リスク」と判断された者 ②GLIM基準において「低栄養」と判断された者
	栄養関連	生年月日、疾病名、身長、体重 必要栄養量・摂取栄養量（経管栄養は投与方法や投与速度を必要に応じて記入）・栄養補助食品の有無（内容）
	情報	食形態（日本摂食嚥下リハビリテーション学会の「コード分類」および「とろみ分類」） 禁止食品、そのほか問題点
	（様式4-2参照）	入所中の経過・栄養食事相談の内容など

栄養情報提供書

老人保健施設マイライフ尾根道

記入日：2025 年 ○ 月 ◇ 日

医療機関・介護保険施設　ご担当者 様

氏名	ふりがな					生年月日	昭和○年 ○月 ○日（ 82 歳）
		A		様	男・（女）		
						病名	慢性腎臓病、アルツハイマー型認知症 褥瘡（仙骨部）、脳梗塞（既往）
身長	162.5	cm（測定日 2025 年 ○ 月 △ 日）					
体重	直近（①）： 42.6	kg（測定日 2025 年 ○ 月 △ 日）				BMI	直近（①）： 16.1 kg/m²
	①から1ヵ月前 44.2	kg（測定日 2025 年 ◇ 月 △ 日）					①から1ヵ月前 16.7 kg/m²

栄養補給に関する事項	必要栄養量	エネルギー 1,300 kcal たんぱく質 43.0 g
	摂取栄養量	エネルギー 1,000 kcal たんぱく質 37.0 g

栄養補給に関する事項

経口栄養 □無

食種	腎臓病食 食	補助食品 □無 ☑有（商品名：ブイ・クレスCP10ゼリー　提供時間：昼食時）
主食	□米飯 □軟飯 ☑全粥 □その他（　　　）	
副食	□普通 □軟菜 ☑嚥下調整食（コード:3　） □その他（　　　）	
とろみ	□無 ☑有（☑薄い □中間 □濃い）	

経管栄養 ☑無

製品名：

備考　（　　　　　　　　　　　　　　　　　　　　　　　）

静脈栄養 ☑無
□末梢 □中心

製品名・投与量等：

食事に関する留意事項

食物アレルギー	☑無　□有（　　　　　　　　　）
その他禁止食品	□無 □治療による禁止有り（　　　　　　　　　） ☑嗜好による禁止有り（　納豆　　　　　）
その他問題点	□無　□姿勢保持不良　☑食事への注意散漫　□食事中の傾眠 □食物の溜め込み ☑嚥下障害　□咀嚼困難　□口腔内残渣 ☑その他（　HDS-R：12点〔失認、失行あり〕　　　）

入所中の経過・栄養食事相談の内容等

6ヵ月前に急性期病院から当施設に入所された方です。当時から腎臓病食を提供していますが、食事摂取は良好でした。3か月前のコロナ感染から全身状態が低下し、その頃から摂取量が不安定になっていき褥瘡もできてしまいました。腎機能はeGFR46（G3a）、褥瘡は改定DESIGN-R2020：11点です。認知症や脳梗塞後遺症のため摂食嚥下機能の低下は以前からありました。水分はお茶よりジュースやコーヒー、イオンサポート飲料を好みます。失認のため食事のセッティングや声かけは必要です。野球の話をすると笑顔がみられます。何卒よろしくお願い申し上げます。

【GLIM基準による評価】判定：□低栄養非該当 ☑低栄養（□中等度低栄養、☑重度低栄養）

該当項目：表現型（☑体重減少、☑低BMI、☑筋肉量減少）病因（☑食事摂取量減少/消化吸収能低下、☑疾病負荷/炎症）

問合せ先	施設名：	老人保健施設マイライフ尾根道
	担当管理栄養士名：	藤浦 美由紀
	電話番号：	042-○○-△△☆　（FAX）： 042-☆☆-○○○

図　栄養情報提供書の例

施設の管理栄養士が、介護保険施設の入所者などの栄養管理に関する情報について、ほかの介護保険施設や医療機関などに提供することを評価する加算です（表）。「令和6年度診療報酬改定」において新設されました。

様式については、厚生労働省から示された様式（様式4-2）[1]を参考に、必要な情報が記載されていれば、ほかの様式を使用しても差し支えないとされています。

対象者は、厚生労働大臣が定める特別食を必要とする入所者、または低栄養状態にあると医師が判断した入所者となっているため、カルテなどに医師の指示を明記しておくとよいでしょう。

注意点として、栄養マネジメント強化加算を算定している場合には算定できません。また、同一月に再入院する場合は算定できず、翌月に入院する場合においても前回入院時から利用者の状況が変わらず、提供する内容が同一の場合は算定できません。

退所時栄養情報提供書の書き方

慢性腎臓病の80歳代、男性、Aさんの例で、退所時栄養情報提供書の例を示します（図）。新型コロナウイルス感染症罹患後に食欲低下が顕著となり、褥瘡もできました。減塩食や「日本摂食嚥下リハビリテーション学会嚥下調整食分類2021」のコード、嗜好や栄養補助食品などについて情報提供しています。

当施設では本加算に該当する人は医療機関に退所する場合が多いため、厚生労働省から示された様式（様式4-2）にGLIM（global leadership initiative on malnutrition）基準も加えました[1,2]。栄養情報提供書は、居宅、ほかの介護保険施設、医療機関などに行っても、その人なりに栄養状態が維持、改善できるように思いを込めて作成します。「入所中の経過・栄養食事相談の内容」の項目は、通り一遍の言葉でなく、相手が読んだときに「そうか、この人はこんな人なのね」と思うような事柄も記載するとよいと考えています。

引用・参考文献

1）厚生労働省．"（別紙様式4-2）栄養情報提供書（様式例）"．令和6年度介護報酬改定について．（https://www.mhlw.go.jp/content/12300000/001228014.xlsx，2024年12月閲覧）.
2）日本栄養治療学会（JSPEN）．GLIM基準．（https://www.jspen.or.jp/glim，2024年12月閲覧）.

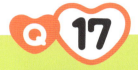

【施設系サービス】
末期のアルツハイマー型認知症の人が看取り段階に近づき、食事をほぼ摂取しなくなった際に施設スタッフとどう連携する？

医療法人社団悠翔会在宅栄養部管理栄養士　**森田千雅子**　もりた・ちかこ

食べたいときに提供して無理なく食べてもらう

　アルツハイマー型認知症が進行すると、食事への関心や理解が低下して食べむらが生じ、時には喫食量が数口になり、水分さえ拒否することがあります。こうした状況では、脱水予防を第一に考え、以下のような対策を行います。

- 提供タイミングの工夫：比較的空腹と思われる時間帯を推測して、食事や水分を提供する。
- 食形態の変更：口あたりのよい形態に変更して、食べやすくする。
- 嗜好を考慮：本人の好物や好む味、香りのものを用意し、食べる意欲をひき出す。
- 栄養補助食品や栄養補助飲料の活用：少量でもエネルギーや栄養が補えるものを取り入れる。

　こうした状況では、「無理して食べさせる」よりも、「食べたいときに提供して無理なく食べてもらう」という方針が大切です。

多職種の意見交換を通じて、ともに考える場をつくる

　以下に述べるのは教科書どおりのものではなく、現場での話です。実際にその状況に直面したとき、スタッフは食事介助中に「食事を中止してもよいのか？　このまま、まったく何も口にしなければ……」と強く葛藤します。入居者とのかかわりが深ければ深いほど、精神的な負担も大きくなります。

　筆者は、スタッフの葛藤と不安を共有するために、これまで接してきた末期のアルツハイマー型認知症患者との経験を述べ、「その気持ちに共感します」「私のときはこうでした」「このと

表 末期のアルツハイマー型認知症の人への食支援

【特徴】
- 飲み込まない、反応がないのがいちばんの悩みになる。
- 体に強張りが出はじめる。
- 数口しか食べない時期が出はじめるが、食べむらがあり、喫食量が戻ることもある。
- 「今回はだめかも？」という山場を何度も経験する。
- ため込みがあり、口に入れても5分以上飲み込まないことがある。
- 特定の食べものだけに反応して飲み込む。
- 経口摂取量が明らかに少ないが、体重の大幅な減少はない。
- 体重の下げ止まり状態が続く。
- 水分がとれなくなると、点滴することがある。脱水には注意が必要である。
- 脱水が原因で発熱することがある。

【対処】
- ステロイドを使用して空腹を促すこともある。効果は個人差があるが、長期間は効かないことが多い。
- 空腹そうな時間を見計らって食事（栄養補助食品を含む）を提供する。
- 少量で栄養がとれるものにシフトし、栄養補助食品などを活用する。
- 口腔内の乾燥を予防し、清潔を保つ。
- 食事の際の姿勢を見直し、呼吸が楽になる姿勢を心がける。
- 全身の強張りには、安楽なポジショニングやシーティングが有効である。即効性があることも多い。
- 個人差はあるが、本人にスプーンをもたせたほうがスムーズに飲み込む場合もある。
- 窒息に注意しつつ、本人が好きなものを食卓に出すことが最重要である。
- 毎日同じ食べものでも、本人にとってストレスがないことをスタッフと情報共有する。
- 食べること自体を忘れていることもあるので、目の前で食べる動作をみせる。
- 口腔内の温冷刺激を試みる。アイスクリームなど冷たいものを好むことがある。
- 甘いものは拒否が少ないが、途中でため込むこともある。
- 飲み込む反応がなく、ため込んでいる場合は、歯ブラシやスポンジブラシで食物残渣を取り除く。
- 水分はサラサラとした液状よりもゼリー状のほうが舌で重みを感じて飲み込むことがある。とろみは付着性があるため注意が必要である。
- 声かけでは反応がないので、口唇を指や金属スプーンで刺激してから食べものを口に入れる。
- シロップなど味の濃い食物を少量口唇に塗って、舐める動作を促す。
- しょうが汁などで口内を刺激するのが有効な場合もある。本人が好む味か表情をみて確認し、心地悪そうな刺激のときは避ける。
- 昔好きだった曲をゆっくりと何度も歌うと反応することがある。たとえば「ふるさと」などをゆっくり反復して歌うと、歌ってくれることがあった。
- 好きな食べものや、カリっとした食感の「サッポロポテトバーベQあじ」「かっぱえびせん」を口に入れると、飲み込みのスイッチが入ったことがあった。

きはつらかった」と、多職種の意見交換を通じて、スタッフと一緒に考える場をつくってきました。表に示したものは、筆者が長年末期のアルツハイマー型認知症患者と向き合ってきたなかで得たものです。エビデンスがないものもありますが、自分自身の経験を振り返り、多職種で話し合ってみてください。もしかしたら、やるべきことがみつかるかもしれません。

食は命にかかわるものです。直結しているといっても過言ではありません。それゆえに怖さも伴います。しかし、だからこそチームとして支え合い、入居者だけでなく、スタッフ一人ひ

とりの心も守っていきましょう。答えがすぐにみつからないこともありますが、共にすすんでいくことが大切です。

引用・参考文献

1) 認知症介護情報ネットワーク（DCnet）．"食事場面における認知症ケアの考え方"．初めての認知症介護『食事・入浴・排泄編』・解説集（認知症介護チェック表付）．(https://www.dcnet.gr.jp/support/research/center/detail_35_center_3.php，2025年2月閲覧).
2) 厚生労働省．認知症の人の日常生活・社会生活における意思決定支援ガイドライン．(https://www.mhlw.go.jp/file/06-Seisakujouhou-12300000-Roukenkyoku/0000212396.pdf，2025年2月閲覧).

Q18

【施設系サービス】

障害者支援施設における栄養ケア・マネジメントの注意点は？

広島県福山市障害者支援施設管理栄養士　**濵野芳貴** はまの・よしき

障害者支援施設では栄養マネジメント加算が算定可能

介護保険施設では廃止されましたが、障害者支援施設では栄養マネジメント加算が算定可能です。障害福祉サービスにおいて、栄養マネジメント加算は、常勤の管理栄養士を配置し、栄養ケア計画を作成して栄養管理を行っている場合、1日12単位を算定することができます[1]。

算定要件は、①常勤の管理栄養士を1名以上配置していること、②入所者の栄養状態を施設入所時に把握し、医師、管理栄養士、看護師、そのほかの職種の者が共同して、入所者ごとの摂食嚥下機能および食形態にも配慮した栄養ケア計画を作成していること、③入所者ごとの栄養ケア計画に従い栄養管理を行っているとともに、入所者の栄養状態を定期的に記録していること、④入所者ごとの栄養ケア計画の進捗状況を定期的に評価し、必要に応じて当該計画を見直していることとなっています[1]。

栄養マネジメント加算算定における留意点

栄養ケア・マネジメントは、入所者ごとに行われる個別支援計画の一環として行います。また、低栄養状態のリスクにかかわらず、原則として入所者全員に対して実施すべきものです。算定要件にあるとおり、施設に常勤の管理栄養士を1名以上配置して行うものであり、調理業務の委託先にのみ管理栄養士が配置されている場合は、当該加算を算定することができません。常勤の管理栄養士が、同一敷地内の複数の障害福祉サービスの栄養ケア・マネジメントを行う場合は、当該管理栄養士が所属する施設のみ算定できます。

栄養ケア計画を作成し、入所者またはその家族に説明し、同意を得られた日から栄養マネジ

表	障害者支援施設における栄養ケア・マネジメント（文献2より一部改変）

ア　入所者ごとの低栄養状態のリスクを、施設入所時に把握すること（栄養スクリーニング）。

イ　栄養スクリーニングを踏まえ、入所者ごとの解決すべき課題を把握すること（栄養アセスメント）。

ウ　栄養アセスメントを踏まえ、施設長の管理の下、医師、管理栄養士、看護職員、サービス管理責任者そのほかの職種の者が共同して、入所者ごとに、栄養補給に関する事項（栄養補給量、補給方法など）、栄養食事相談に関する事項（食事に関する内容の説明など）、解決すべき事項に対し関連職種が共同して取り組むべき事項などを記載した栄養ケア計画を作成すること。また、作成した栄養ケア計画については、栄養ケア・マネジメントの対象となる入所者またはその家族に説明し、その同意を得ること。

エ　栄養ケア計画に基づき、入所者ごとに栄養ケア・マネジメントを実施するとともに、栄養ケア計画に実施上の問題（栄養補給方法の変更の必要性、関連職種が共同して取り組むべき事項の見直しの必要性など）があればただちに当該計画を修正すること。

オ　入所者ごとの栄養状態に応じて、定期的に、入所者の生活機能の状況を検討し、栄養状態のモニタリングを行うこと。その際、栄養スクリーニング時に把握した入所者ごとの低栄養状態のリスクのレベルに応じ、それぞれのモニタリング間隔を設定し、入所者ごとの栄養ケア計画に記載すること。当該モニタリング間隔の設定にあたっては、低栄養状態のリスクの高い者および栄養補給方法の変更の必要性がある者（経管栄養法から経口栄養法への変更など）については、おおむね2週間ごと、低栄養状態のリスクが低い者については、おおむね3ヵ月ごとに行うこと。なお、低栄養状態のリスクが低い者も含め、少なくとも月1回、体重を測定するなど、入所者の栄養状態の把握を行うこと。

カ　入所者ごとに、おおむね3ヵ月を目途として、低栄養状態のリスクについて、栄養スクリーニングを実施し、栄養ケア計画の見直しを行うこと。

キ　利用者ごとの栄養ケア計画に従い管理栄養士が利用者の栄養状態を定期的に記録すること。

メント加算は算定できます。栄養ケア・マネジメントについては、**表**のアからキまでに掲げるとおり実施することとなっています[2]。

引用・参考文献

1）厚生労働省. 障害者の日常生活及び社会生活を総合的に支援するための法律に基づく指定障害福祉サービス等及び基準該当障害福祉サービスに要する費用の額の算定に関する基準（平成18年9月29日厚生労働省告示第523号）．（https://www.mhlw.go.jp/web/t_doc?dataId=83aa8477&dataType=0&pageNo=1，2025年2月閲覧）．

2）厚生労働省. 障害者の日常生活及び社会生活を総合的に支援するための法律に基づく指定障害福祉サービス等及び基準該当障害福祉サービスに要する費用の額の算定に関する基準等の制定に伴う実施上の留意事項について．200-2．（https://www.mhlw.go.jp/stf/seisakunitsuite/bunya/0000202214_00009.html，2025年2月閲覧）．

Q19

【通所系サービス】
口腔・栄養スクリーニング加算を算定するときの注意点は？

株式会社アール・ケアデイサービスセンターアルフィック下中野管理栄養士 **田中英里子** たなか・えりこ

口腔・栄養スクリーニング加算とは

「令和3年度介護報酬改定」より、栄養・口腔・リハビリテーションの一体的連携が強化され、栄養関連の加算が複数新設されました。通所介護施設の栄養関連加算についてまとめたものを**図1**の赤枠に示します[1]。口腔・栄養スクリーニング加算（Ⅰ）（Ⅱ）についても、従来の栄養スクリーニング加算が廃止され、令和3年度に新設された加算の一つです[2]。利用者の口腔機能の低下を早期発見し、適切な管理を行い重度化予防につなげるという観点から、個々の栄養・口腔の状態を的確に把握したうえで、よりよいケアを提供することを目的としています。

口腔・栄養スクリーニング加算の算定要件

算定要件は、利用開始時および利用中6ヵ月ごとに、①口腔の健康状態、②栄養状態について確認を行い、担当ケアマネジャーに情報提供をすることです。口腔・栄養スクリーニング加算（Ⅰ）は、前述した①および②をスクリーニングすることで6ヵ月に一度、20単位／回を算定することができます。口腔・栄養スクリーニング加算（Ⅱ）は、①または②のいずれかをスクリーニングすることで6ヵ月に一度、5単位／回が算定できます（**図2**）[2]。

口腔スクリーニング項目は義歯やむせの有無などについて、栄養スクリーニング項目はBMIや体重変動、血清アルブミン値などを確認します（**図3**）[3]。

当施設では、口腔の項目については、基本的には昼食時の様子を観察する、もしくは利用者から聞きとりを行うことで把握しています。栄養の項目については、体重は当施設で測定を行

第2章 加算算定時の注意点

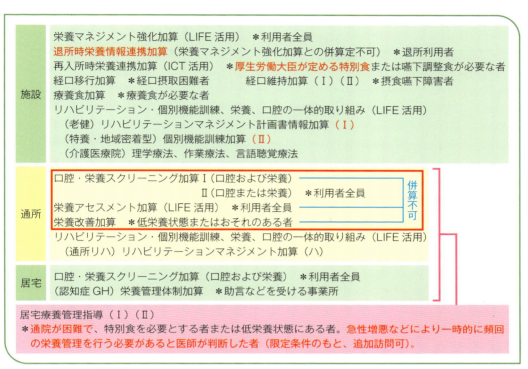

図1　「令和6年度介護報酬改定」栄養関連の加算（文献1を参考に作成）
赤字は令和6年度の改定事項。＊は加算の対象。赤枠で囲ったものが通所介護施設の栄養関連加算。

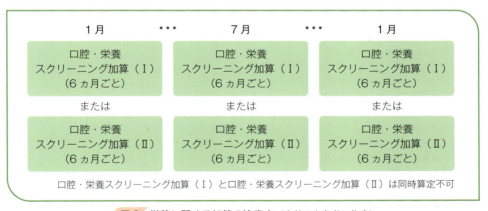

図2　栄養に関する加算の注意点（文献2を参考に作成）

っているため確実に把握できます。一方で、血液検査は当施設で実施していないため、外部で実施した際には結果を持参してもらうようふだんから伝えており、利用者の状態を把握できる

口腔・栄養スクリーニング様式

ふりがな			□男 □女	□明□大□昭	年	月	日生まれ	歳

記入者名：
作成年月日： 年 月 日
事業所内の歯科衛生士　□無 □有
事業所内の管理栄養士・栄養士　□無 □有

| 氏名 | 要介護度・病名・特記事項等 | |

	スクリーニング項目	前回結果 （●月●日）	今回結果 （●月●日）
口腔	硬いものを避け、柔らかいものばかり食べる	はい・いいえ	はい・いいえ
	入れ歯を使っている	はい・いいえ	はい・いいえ
	むせやすい	はい・いいえ	はい・いいえ
	特記事項（歯科医師等への連携の必要性）		
栄養	身長（cm）※1	(cm)	(cm)
	体重（kg）	(kg)	(kg)
	BMI（kg/m²）※1　18.5未満	□無 □有（　　kg/m²）	□無 □有（　　kg/m²）
	直近1～6か月間における 3%以上の体重減少※2	□無 □有（　kg/　か月）	□無 □有（　kg/　か月）
	直近6か月間における 2～3kg以上の体重減少※2	□無 □有（　kg/6か月）	□無 □有（　kg/6か月）
	血清アルブミン値（g/dl）※3 3.5g/dl未満	□無 □有（　　(g/dl)）	□無 □有（　　(g/dl)）
	食事摂取量 75%以下※3	□無 □有　（　　%）	□無 □有　（　　%）
	特記事項（医師、管理栄養士等への 連携の必要性等）		

※1　身長が測定出来ない場合は、空欄でも差し支えない。
※2　体重減少について、いずれかの評価でも差し支えない。（初回は評価不要）
※3　確認出来ない場合は、空欄でも差し支えない。

図3　口腔・栄養スクリーニング様式（文献3より引用）

ように努めています。また、家族の協力が必要な場合は、送迎時や電話、連絡帳、担当者会議などをとおして血液検査結果の情報共有を行っています。しかし、血液検査自体、年に1回程度しか実施していない人もいるため、結果を確認できない項目は空欄とし、ケアマネジャーにファクシミリで送り、情報共有を行っています。

口腔・栄養スクリーニング加算の注意点

注意点として、口腔・栄養スクリーニング加算（Ⅰ）と（Ⅱ）は同時算定できません。また、本加算は前述したとおり、6ヵ月に一度、スクリーニング結果をケアマネジャーに情報提供することが必須となりますが、6ヵ月に一度という部分がハードルとなり、漏れがないよう管理することも必要です。当施設では、令和3年より栄養アセスメント加算が新設されたことにより、口腔・栄養スクリーニング加算は非常に低い算定率となっています。

引用・参考文献

1) 日本栄養士会. 令和6年度介護報酬改定のポイント. (https://www.dietitian.or.jp/data/nursing-reward/r06/, 2025年2月閲覧).
2) 厚生労働省老健局老人保健課. 令和3年度介護報酬改定の概要（栄養関連）（資料2）. (https://www.mhlw.go.jp/content/10900000/000818036.pdf, 2025年2月閲覧).
3) 厚生労働省. 令和3年度介護報酬改定について：別紙様式6（口腔・栄養スクリーニング様式）. (https://www.mhlw.go.jp/content/12404000/000755895.docx, 2025年2月閲覧).

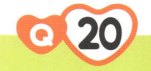

【通所系サービス】
栄養アセスメント加算を算定するときの注意点は？

株式会社アール・ケアデイサービスセンターアルフィック下中野管理栄養士　**田中英里子** たなか・えりこ

栄養アセスメント加算とは

　栄養アセスメント加算は、「令和3年度介護報酬改定」により新設された加算です。栄養ケア・マネジメントの強化を目的としており、利用者の栄養状態を評価し、栄養改善が必要な利用者を的確に把握するとともに、適切なサービスにつなげるための加算です。栄養アセスメント加算の対象事業所は、通所介護、地域密着型通所介護、認知症対応型通所介護、通所リハビリテーション、看護小規模多機能型居宅介護です[1]。

栄養アセスメント加算の算定要件と注意点

　栄養アセスメント加算の算定要件は**表**のとおりです[1]。
　栄養アセスメント加算は、50単位/月で毎月算定することが可能です。注意点として、1ヵ月以上対象事業所の利用がなく、栄養アセスメントに必要な体重測定などを実施できていない場合、その月は算定できません。たとえば、1月中旬まで対象事業所を利用し、その後入院となり、3月中旬まで対象事業所の利用がなく、3月中旬から利用を再開した場合は、1月中旬までの利用日に体重測定を実施できていれば1月に1回の算定が可能、2月は対象事業所の利用自体がないため算定不可、3月は中旬以降の利用日に体重測定や必要に応じて栄養アセスメントを実施すれば3月に1回の算定が可能となります[1]。
　利用者全員が対象の加算であるため、当施設では基本的に利用開始と同時に栄養アセスメントを行い、栄養改善加算を算定していない利用者の80％以上に算定しています。原則、栄養アセスメント加算と栄養改善加算は同時に算定できません。しかし、栄養アセスメント加算に基

表 栄養アセスメント加算の算定要件（文献1を参考に作成）

①利用者ごとに管理栄養士、看護職員、介護職員、生活相談員とその他の職種の者が共同して栄養アセスメントを実施し、利用者またはその家族に対して結果を説明し必要に応じ相談などを行うこと
②当該事業所の職員として、または外部（ほかの介護事業所、医療機関、栄養ケア・ステーション®）との連携により管理栄養士を1名以上配置していること
③利用者ごとの栄養状態などの情報を厚生労働省に提出し、栄養管理の実施のために活用していること（科学的介護情報システム［long-term care information system for evidence；LIFE］へのデータ提出必須）

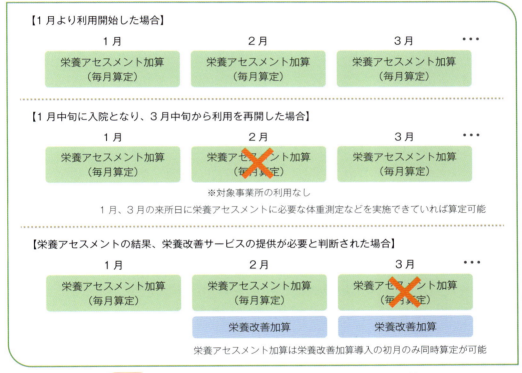

図 栄養アセスメント加算の算定の注意点（文献1を参考に作成）

づく栄養アセスメントの結果、栄養改善加算にかかわる栄養改善サービスの提供が必要と判断された場合は、その日が属する月に限り、栄養アセスメント加算と栄養改善加算の同時算定が可能です（**図**）[1]。一方で、栄養改善加算にかかわる栄養改善サービスを終了した日の属する月は栄養アセスメント加算の算定はできません。

また、複数の通所系サービスなどの対象事業所を利用している場合、1つの事業所での加算算定が可能です。たとえば、A事業所で栄養アセスメント加算を算定している場合、B事業所

では加算の算定要件を満たしていても、栄養アセスメント加算の算定はできません。

他職種の栄養面に対する意識に変化が生まれた！

栄養アセスメント加算にかかわる栄養アセスメントの手順として、最低でも1ヵ月に1回、体重測定を行います。低体重や浮腫などがある人には、1ヵ月に2回以上測定することもあります。また、利用者の摂食嚥下状態や食形態にも配慮し、栄養管理上の課題を把握したうえで、3ヵ月に1回以上、栄養アセスメントを実施し、その結果を利用者や家族に説明し、情報提供しています。また、当施設は、3ヵ月に1回、体組成分析を行っています。利用者へのアセスメントの結果説明は、体重測定もしくは体組成分析の際に前回値との変化を考慮したうえで行っています。よりよい栄養ケアを行うため家族への説明が必要な場合は、送迎時もしくは電話、連絡帳や手紙などで随時伝えています。

また、アセスメントの結果、低栄養状態や低栄養リスクのある利用者についてはケアマネジャーと情報共有し、栄養改善加算にかかわる栄養改善サービスの提供を検討します。

栄養アセスメント加算算定者の体重測定、アセスメントを実施することで、他職種の栄養面に対する意識に変化が生まれたように感じます。体重測定は多職種で行っていますが、利用者に体重変動や食事摂取量の増減がある際には、管理栄養士に相談があることも増えてきました。多職種間での栄養面に関するコミュニケーションが増え、利用者の栄養面に関与しているのは管理栄養士だけではないという意識づけになっていると感じます。

栄養アセスメント加算により、多職種間での情報共有を円滑に行うことができるようになり、低栄養の早期発見や日常生活動作（activities of daily living；ADL）の維持・向上につながると同時に、結果として利用者の生活の質（quality of life；QOL）向上にもつながっています。

引用・参考文献

1）厚生労働省老健局老人保健課. 令和3年度介護報酬改定の概要（栄養関連）資料2.（https://www.mhlw.go.jp/content/10900000/000818036.pdf，2025年2月閲覧）.

Q21

【通所系サービス】

栄養改善加算を算定するときの注意点は？

株式会社アール・ケアデイサービスセンターアルフィック下中野管理栄養士　**田中英里子** たなか・えりこ

栄養改善加算とは

　栄養改善加算は、通所介護事業所において低栄養状態またはそのおそれのある利用者に対して栄養相談などの栄養管理を行い、低栄養状態の改善を目的としたサービスを提供した際に算定できる加算です。栄養改善加算の対象事業所は栄養アセスメント加算と同様に、通所介護、地域密着型通所介護、認知症対応型通所介護、通所リハビリテーション、看護小規模多機能型居宅介護です[1]。

栄養改善加算の算定要件と手順

　栄養改善加算の算定要件は**表1**のとおりです[1]。また、栄養改善サービスを行う利用者は、**表2**のア〜オのいずれかに該当し、栄養改善サービスの提供が必要と認められる人です。

　栄養改善加算は200単位／回で、要介護度1〜5の人は月に2回まで、要支援1〜2の人は月に1回までの算定が可能です。栄養アセスメント加算と同様に、月の途中に入院となった場合や何らかの理由で対象事業所の利用が終了となった場合でも、その月の利用日に栄養改善サービスを実施できていれば算定は可能です。ただし、要介護の人でもサービス提供が一度のみの利用の場合は、1回のみ（200単位）の算定となります[1]。

　算定要件のなかに「必要に応じ居宅を訪問すること」とありますが、訪問に対して拒否がある場合や、当施設の利用中に栄養相談などの栄養改善サービスを実施し、効果が見込める場合は、訪問しないこともあります。訪問回数によって、算定回数、算定額が変わるわけではありません。

Nutrition Care 2025 春季増刊　75

表1 栄養改善加算の算定要件（文献1を参考に作成）

①栄養改善加算を算定する事業所の職員として、または外部（ほかの介護事業所、医療機関、栄養ケア・ステーション®）との連携により管理栄養士を1名以上配置していること。
②栄養ケア計画を作成し、進捗状況を定期的に評価していること。
③栄養改善サービスの提供にあたり、居宅における食事状況を聞きとった結果、必要に応じ居宅を訪問し、居宅での食事環境などの課題の把握や食事相談などの栄養改善サービスを提供すること。

表2 栄養改善サービスの提供が必要と認められる人

ア：BMIが18.5kg/m^{2}未満である者
イ：1～6ヵ月間で3%以上の体重の減少が認められる者
ウ：血清アルブミン値が3.5g/dL以下である者
エ：食事摂取量が不良（75%以下）である者
オ：そのほか、低栄養状態にある（口腔および摂食嚥下機能、生活機能の低下、褥瘡に関する事柄、食欲の低下、閉じこもり、認知症、うつ）またはそのおそれがあると認められる者

　当施設では、栄養改善サービスの対象者が認知面の低下など何らかの理由で、同居者をはじめとした主介護者への栄養改善サービスの提供が最適であると判断した場合には、訪問や電話などの電子機器による栄養相談を実施する場合もあります。また、独居で認知機能の低下がみられ、当施設を利用中以外の食事内容や摂取状況の把握が困難な場合は、了承が得られれば居宅を訪問し、冷蔵庫の中身のチェックや血液検査データの確認をしたり、実際に調理の様子をみて栄養価アップのために必要な情報提供を行うこともあります。また、管理栄養士が訪問するだけではなく、送迎時に多職種が自宅の様子について確認する場合もあります。

　このようにさまざまな方法で集約した情報をケアマネジャーへ随時共有し、よりよいサービスの提供につながるよう努めています。また、本加算は主治医の許可や指示書などは求められていませんが、利用者や家族、ケアマネジャーを通じて、主治医の意見や利用者の生活目標を確認したうえで、栄養ケア計画書の作成やサービス提供を行っています。

通所介護施設における栄養管理の課題

　当施設では、2019（令和元）年より栄養改善加算の算定を行っていますが、通所介護施設での栄養管理は課題も多くあるのが現状です。利用者の食事の確認を毎日行うことがむずかしく、居宅の食環境をすぐに把握することもできません。同じ低体重、同じ既往歴であっても、利用者の家族や主治医の方針、利用者の食環境によって、一人ひとりの指導内容や指導方法は

異なります。そのため、管理栄養士が主体となり算定する加算ではありますが、看護師、理学療法士、作業療法士、介護福祉士といった多職種の意見をとり入れて、栄養管理をすすめていく必要があります。

当施設では、管理栄養士が主体となり、多職種が参加する栄養改善会議を開催しています。栄養改善会議とは、栄養改善加算算定者の計画を見直したり、現在の様子を確認し、体重変動がある人や当施設での昼食の摂取量が減少している人について、栄養改善サービスの必要性を検討します。また、全利用者についての栄養面の情報共有を行う場にもなっています。通所介護施設での栄養改善サービスはリハビリテーションの効果を上げるだけでなく、日常生活動作（activities of daily living：ADL）の維持・向上につながり、自立した生活を送るための一つの支援策として重要であると考えています。

引用・参考文献

1）厚生労働省老健局老人保健課. 令和3年度介護報酬改定の概要（栄養関連）【資料2】. (https://www.mhlw.go.jp/content/10900000/000818036.pdf, 2025年2月閲覧).

Q22

【通所系サービス】
栄養管理体制加算を算定するときの注意点は？

株式会社アール・ケアデイサービスセンターアルフィック下中野管理栄養士　**田中英里子** たなか・えりこ

栄養管理体制加算とは

栄養管理体制加算は「令和3年度介護報酬改定」より認知症グループホームを対象とする加算として新設されました。本加算は、認知症グループホームにおいて、管理栄養士が介護職員などへ利用者の栄養・食生活に関する助言や指導を行うことで、利用者の栄養状態を適切に管理し、質の高いサービスを提供するための取り組みを評価するものです[1]。

栄養管理体制加算の算定要件

栄養管理体制加算の算定要件は表のとおりです[1]。「日常的な栄養ケアにかかわる介護職員への技術的助言や指導」とは、当該事業所における利用者の低栄養状態の評価方法、栄養ケアに関する課題（食事中の傾眠、拒食、徘徊、多動など）への対応方法、食形態の調整および調理方法、そのほかの当該事業所における日常的な栄養ケアの実施にあたり必要と思われる事項などです。なお、これは、利用者ごとの栄養ケア・マネジメントを行うものではありませんが、事前情報として低栄養リスク者の栄養スクリーニングのデータや当該当者の近時の献立、食事や生活の状況について、介護職員などから情報提供を受けることが必要です。また、食事の際の観察（ミールラウンド）は介護職員などと一緒に行い、問題を共有化したうえで助言や指導を行うことが求められます[1]。

なお、確認された低栄養の個別の問題の解決方法について、管理栄養士は認知症グループホームの介護職員に助言や指導を実施するとともに、利用者や介護職員の理解が深まるよう、栄養ケアの要点をまとめたポスターの掲示や実演による説明などに取り組める体制をととのえる

表 栄養管理体制加算の算定要件（文献1を参考に作成）

①栄養管理体制加算を算定する事業所の職員として、または外部（ほかの介護事業所、医療機関、栄養ケア・ステーション®）との連携により管理栄養士を1名以上配置していること。
②①の管理栄養士が日常的な栄養ケアにかかわる介護職員への技術的助言や指導を行うこと。
③管理栄養士は、②の「栄養ケアにかかわる技術的助言および指導」を行うにあたっては、以下のア〜オの事項を記録すること。
　ア：当該事業所における利用者の栄養ケアを推進するための課題
　イ：当該事業所における目標
　ウ：具体的方法
　エ：留意事項
　オ：そのほか必要と思われる事項

必要があります。また、食事の際に管理栄養士がミールラウンドを実施し、アセスメントできる体制づくりも求められています[1]。

生活の質に直結する認知症高齢者の食事

当施設では、2022（令和4）年2月より併設されているグループホームで算定を開始しました。管理栄養士が、認知症グループホームの職員の日々の栄養関連の疑問に対して回答し、全利用者の体重や水分量、食事情報を確認しています。また、必要に応じて個人向けの相談も受けています。たとえば、「食事をすること自体への理解が乏しくなり、声かけを行っても自己摂取がすすまない人がいる」というグループホーム職員からの相談に対しては、一口目は後方からの食事介助を行う、料理を一品ずつ提供するなど、食事に集中できる環境づくりを意識するよう提案を行いました。失認、失行などにより食事がすすまない人が、ある方法で魔法のように自己摂取がすすむ……ということはほとんどないと思いますが、食事を楽しんでもらうためには、食べないことに対して、介助をしている職員が焦りやいら立ちを感じることなく、またその感情が利用者に伝わらないようにすることが大切であると考えています。

認知症高齢者の食事は生活の質（quality of life；QOL）に直結しており、栄養食事支援を行っていくうえで、最期までその人らしい生活を送ってもらい、利用者の自己実現を支援していくことが重要といえます。

引用・参考文献

1）日本健康・栄養システム学会. 認知症対応型共同生活介護（認知症GH）における栄養管理の実務のための手引き.（https://www.j-ncm.com/wp-content/uploads/2022/04/r2-rouken-tebiki1.pdf, 2025年2月閲覧）.

Q23

【通所系サービス】

リハビリテーションマネジメント加算（ハ）の注意点は？

鳥取県済生会介護老人保健施設はまかぜ主任管理栄養士　**足立由里佳** あだち・ゆりか

リハビリテーションマネジメント加算（ハ）とは

「令和3年度介護報酬改定」では、リハビリテーションマネジメントは基本報酬に包括され、リハビリテーション・口腔・栄養の取り組みについては個別で評価する加算となっていました。しかし、「令和6年度介護報酬改定」では、自立支援・重度化防止を効果的にすすめる観点からリハビリテーションマネジメント加算の（イ）（ロ）の要件を満たしたうえで（**図1**）、リハビリテーション・口腔・栄養の一体的取り組みを評価するリハビリテーションマネジメント加算（ハ）（**図2**）が新設されました[1, 2]。

リハビリテーションマネジメント加算の算定要件

加算（イ）

リハビリテーション会議を定期的に開催し、リハビリテーション専門職が在宅を訪問し、居宅サービスの従業員や家族へ指導、助言を行います。利用者の状況などの情報をケアマネジャーや構成員で共有し、リハビリテーション専門職は利用者（または家族）にリハビリテーション計画書を説明し、同意を得ます。

加算（ロ）

リハビリテーションマネジメント加算（イ）の算定要件を満たし、利用者ごとのリハビリテーション計画書の情報を科学的介護情報システム（long-term care information system for evidence：LIFE）を用いて提出し、フィードバック情報などを活用します。

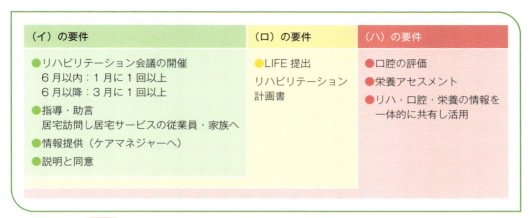

図1 リハビリテーションマネジメント加算算定要件（文献1、2を参考に作成）

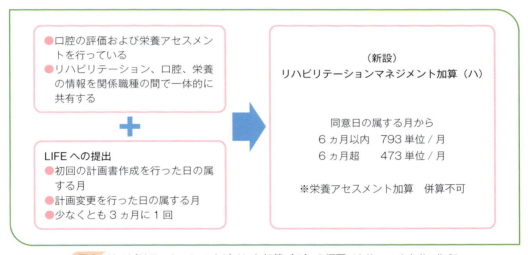

図2 リハビリテーションマネジメント加算（ハ）の概要（文献1、2を参考に作成）

加算（ハ）

　リハビリテーションマネジメント加算（ロ）の要件を満たしていることと、利用者ごとに口腔の評価および栄養アセスメントを行い、リハビリテーション・口腔・栄養の情報を一体的に共有し活用することが要件となっています。新設の本加算では管理栄養士（事業所の従業者として兼務可、または外部と連携している）を1名以上配置することが加算の要件となりました。

一体的取り組みの効果

リハビリテーション・栄養・口腔の連携により、以下のような効果が期待されます[3]。

🍃 リハビリテーション・栄養

筋力・持久力の向上や活動量に応じた適切な栄養摂取量の調整、低栄養の予防や改善、食欲の増進ができます。

🍃 栄養・口腔

適切な食形態や摂取方法の指導・提案により、食事摂取量の維持および改善など経口摂取の維持につながります。

🍃 口腔・リハビリテーション

摂食嚥下機能の維持や改善は口腔衛生や全身管理につながり、誤嚥性肺炎の予防にもなります。

一体的取り組みは何をしたらよいか？

この一体的取り組みを行うために、筆者の施設では**図3**の一体的計画書[4]を取り入れることになりました。リハビリテーション・栄養・口腔に関する計画書（リハビリテーション計画書、栄養ケア計画書、口腔機能向上サービスの管理指導計画・実施記録）について、それぞれの実施計画を一体的に記入できる様式となっています。情報共有には介護ソフトや共有ファイルを使用しデータ連携ができるようにしました。

リハビリテーション・栄養・口腔に関する評価や計画の情報を多職種で共有することで、栄養アセスメントだけではわからなかった利用者の課題が明らかになります。たとえば、体重減少の原因が独居で認知症の事例では、食事の準備ができずに食事量が不足していることがわかり、買いもの支援や配食弁当を提案しました。また、口腔の評価では奥歯のかみあわせがない利用者が多いことがわかり、かたいものは食べやすく切ることを一体的計画書の特記事項に入れるなどの対応を行っています。

一体的取り組みによるメリット

一体的計画書に変更し、リハビリテーション・栄養・口腔の三位一体の取り組みをはじめてからは、今まで知ることがなかった情報を多職種から効率的に得ることができ、利用者の新た

リハビリテーション・栄養・口腔に係る実施計画書（通所系）

氏名：	●● ▲▲	サービス開始日	
		作成日 ■初回 □変更	

生年月日	○月○日		性別	□男 ■女

計画作成者	リハビリテーション　：
	栄養管理　　　　　　：
	口腔管理　　　　　　：

要介護度	□要支援1　□要支援2　■要介護1　□要介護2　□要介護3　□要介護4　□要介護5

日常生活自立度	障害高齢者： 　□自立 □J1 ■J2 □A1 □A2 □B1 □B2 □C1 □C2
	認知症高齢者： □自立 ■Ⅰ □Ⅱa □Ⅱb □Ⅲa □Ⅲb □Ⅳ □M

本人の希望	今まで通り自分一人で生活していきたい。 外出機会を増やして社会とのつながりを維持してほしい

共通	身長：（　　　　）cm　体重：（　　　　）kg　BMI：（　12.0　）kg/㎡ 栄養補給法：■経口のみ　□一部経口　□経腸栄養　□静脈栄養　食事の形態：（きざみ　） とろみ：■なし　□薄い　□中間　□濃い リハビリテーションが必要となった原因疾患　：（心不全　　　　　　　　　　　　　　　　） 　　　　　　　　　　　　発症日・受傷日　：　令和　年　月 合併症： □脳血管疾患　□骨折　□誤嚥性肺炎　□うっ血性心不全　□尿路感染症　□糖尿病　□高血圧症　□骨粗しょう症　□関節リウマチ □がん　□うつ病　□認知症　□褥瘡 （※上記以外の）□神経系疾患　□運動器疾患　□呼吸器疾患　■循環器疾患　□消化器疾患　□腎疾患　■内分泌疾患　□皮膚疾患 　　　　　　　　□精神疾患　□その他 症状： □嘔気・嘔吐　□下痢　□便秘　□浮腫　■脱水　□発熱　□閉じこもり 現在の歯科受診について：かかりつけ歯科医　■あり □なし　直近1年間の歯科受診：■あり（最終受診年月　令和6年●月　　）□なし 義歯の使用：　あり（　■部分 ・□全部　）□なし その他：

課題	（共通） 体重減少に注意　転倒に注意 （リハビリテーション・栄養・口腔） 体重減少　咀嚼不十分　嚥下機能低下 体幹・下肢筋力低下・立位バランス低下　動作耐久性の低下 （上記に加えた課題） □食事中に安定した正しい姿勢が自分で取れない　□食事に集中することができない　□食事中に傾眠や意識混濁がある □歯（義歯）のない状態で食事をしている　　　　□食べ物を口腔内にため込む　　　　□固形の食べ物を咀しゃく中にむせる □食後、頬の内側や口腔内に残渣がある　　　　　□水分でむせる　　　　　　　　　　□食事中、食後に咳をすることがある ■その他　（かたいものが食べにくい　乾燥）

方針・目標	（共通） 必要な栄養を摂り、体力を改善する 在宅生活を継続 （リハビリテーション・栄養・口腔） 短期目標：　　　　　　　　　　　　　　　　　　　長期目標： 体幹・下肢筋力向上、立位バランス向上　　　　　　自分でスーパーや受診等の外出が楽に継続できる 毎日3食しっかり食べて、体重を改善できる。（0.5kg/月）　体重を2kg増やす 口腔、口腔内環境、嚥下機能を改善、誤嚥性肺炎が予防できる　誤嚥性肺炎が予防できる （上記に加えた方針・目標） ■歯科疾患　　　　　　　　（□重症化防止　□改善　■歯科受診） □口腔衛生　　　　　　　　（□維持　□改善　（　　　　　　　　　　　　　　　　　　　　　　　　）） ■摂食嚥下等の口腔機能　　（□維持　■改善　（口腔・嚥下機能を改善し経口摂取が継続して行える　　）） ■食形態　　　　　　　　　（■維持　□改善　（自分で食べやすく切る、やわらかく調理できる　　　）） ■栄養状態　　　　　　　　（□維持　■改善　（筋肉量の減少を防ぐため、たんぱく質を必要量摂取する　）） □音声・言語機能　　　　　（□維持　■改善　（　　　　　　　　　　　　　　　　　　　　　　　　）） ■誤嚥性肺炎の予防 □その他　　（　　　　）

実施上の注意事項	疲労感に注意する。息切れ・動悸に注意する 腎機能低下あり。検査値（受診時）確認

生活指導	間食で栄養・メイバランスミニを継続（ゼリーのつくり方） 必要に応じて訪問し、食べやすい調理方法（全粥など）提案

見通し・継続理由	自宅内のADLの改善が必要であり継続が必要

図3　リハビリテーション・栄養・口腔に係る実施計画書（通所系）①

	リハビリテーション	栄養	口腔
	評価日：	評価日：	評価日：
評価時の状態	【心身機能・構造】 ■筋力低下　□麻痺　□感覚機能障害 ■関節可動域制限　□摂食嚥下障害 □失語症・構音障害　□見当識障害 □記憶障害　□高次脳機能障害 □疼痛　□BPSD 歩行評価　□6分間歩行　■TUG test （　9.0　） 認知機能評価　□MMSE　■HDS-R （　27　） 【活動】※課題のあるものにチェック 基本動作： □寝返り　□起き上がり　□座位の保持 □立ち上がり　□立位の保持 ADL：BI（100）点 □食事　□移乗　□整容 □トイレ動作　□入浴　□歩行 □階段昇降　□更衣 □排便コントロール □排尿コントロール IADL：FAI（31）点 【参加】 買いもの　受診	低栄養リスク□低　□中　■高 嚥下調整食の必要性　□なし　□あり ■生活機能低下 3％以上の体重減少 　□無　■有（　2.4　kg/1　ヶ月） 【食生活状況】 食事摂取量（全体）　80　％ 食事摂取量（主食）　80　％ 食事摂取量（主菜/副菜）80　％/　80　％ 補助食品など：メイバランスミニ1〜1.5本/日 食事の留意事項 　□無　■有（義歯不具合やわらかいも 　　　　のを好む自分で食べやす 　　　　いように） 薬の影響による食欲不振　■無　□有 本人の意欲　　　（4：あまりよくない） 食欲・食事の満足感（3：ややない） 食事に対する意識（2：ややある） 【栄養量（エネルギー/たんぱく質）】 摂取栄養量（　28.6　）kcal/kg、 　　　　　　（　1.4　）g/kg 提供栄養量（　　　）kcal/kg、 　　　　　　（　　　）g/kg 必要栄養量（　40.8　）kcal/kg、 　　　　　　（　1.5　）g/kg 【GLIM基準による評価　※】 □低栄養非該当　□低栄養（□中等度□重度） ※医療機関から情報提供があった場合に記入する	【誤嚥性肺炎の発症・既往】 □あり　（直近の発症年月：令和　年　月） ■なし 【口腔衛生状態の問題】 □臭　□歯の汚れ　□義歯の汚れ　□舌苔 【口腔機能の状態の問題】 □奥歯のかみ合わせがない　□食べこぼし ■むせ　□口腔乾燥　□舌の動きが悪い □ぶくぶくうがいが困難　※1 ※1 現在、歯磨き後のうがいをしている 方に限り 【歯科受診の必要性】 ■あり　□なし　□分からない 【特記事項】 ■歯（う蝕、修復物脱離等）、 　義歯（義歯不適合等）、歯周病、 　口腔粘膜（潰瘍等）の疾患の可能性 □音声・言語機能に関する疾患の可能性 ■その他（食べものはやわらかくして 　　　　ときどき歯ぐきの痛みある 　　　　ので歯科受診する 　　　　　　　　　　　　　　　） 記入者：□歯科衛生士　■看護職員 　　　　□言語聴覚士
具体的な支援内容	①課題： 筋力の維持・改善 介入方法 ・筋力増強訓練 ・バランス訓練 ・持久力訓練 期間：3.0　（月） 頻度：週1　回、時間：30　分/回 ②課題： 買いもの 介入方法 ・歩行訓練 期間：3.0　（月） 頻度：週1　回、時間：10　分/回 ③課題： 服薬管理、健康管理 介入方法 ・その他 ・ ・ 期間：3.0　（月） 頻度：週1　回、時間：5　分/回	■栄養食事相談 □食事提供量の増減　（□増量　□減量） ■食事形態の変更 　（□常食　■軟食　□嚥下調整食） □栄養補助食品の追加・変更 ■その他 体重12.9→12.9→13.0→12.0 ※風邪をひいて2週間食べられなかった が、今は通常の8割程度食べている 【体重減少】急激な−2.4kg/月 （7.9％）、BMI12.0 【評価】摂取量不足、低体重、体重減少 【備考】嚥下力低下 【ケア内容】①体重測定は1回/2週実施② 間食で栄養・栄養補助食品③食べやすい 調理方法の提案（全粥） 総合評価： □改善　□改善傾向　□維持 ■改善が認められない 計画変更： □なし　■あり	サービス提供者 □歯科衛生士　■看護職員　□言語聴覚士 実施記録① 記入日（　令和6年/●/●　） □口腔清掃　□口腔清掃に関する指導 ■摂食嚥下等の口腔機能に関する指導 □音声・言語機能に関する指導 □誤嚥性肺炎の予防に関する指導 □その他（　　　　　　　　　　　） 実施記録② 記入日（　　　　　　　） □口腔清掃　□口腔清掃に関する指導 □摂食嚥下等の口腔機能に関する指導 □音声・言語機能に関する指導 □誤嚥性肺炎の予防に関する指導 □その他（　　　　　　　　　　　） 実施記録③ 記入日（　　　　　　　） □口腔清掃　□口腔清掃に関する指導 □摂食嚥下等の口腔機能に関する指導 □音声・言語機能に関する指導 □誤嚥性肺炎の予防に関する指導 □その他（　　　　　　　　　　　）
特記事項	（栄養）自分で咀嚼・嚥下しやすい食事をつくることができ摂取量を維持し、不足はお気に入りの栄養補助食品を使用し必要量を維持できるように、家人へパンフレットを渡し購入について依頼する		

図3　リハビリテーション・栄養・口腔に係る実施計画書（通所系）②

な課題やニーズを把握しやすくなりました。また、職種間の情報連携の頻度が増え、多職種で体重増加を共通目標に設定することもできるようになりました。ケアマネジャーからも、それぞれの計画書よりも一体的計画書のほうがわかりやすいと好評です。

引用・参考文献

1) 厚生労働省. 令和6年度介護報酬改定における改定事項について. (https://www.mhlw.go.jp/content/12300000/001230329.pdf, 2025年2月閲覧).
2) 厚生労働省. 令和6年度介護報酬改定の主な事項について：社会保障審議会介護給付費分科会（第239回）資料1. 令和6年1月22日. (https://www.mhlw.go.jp/content/12300000/001195261.pdf, 2025年2月閲覧).
3) 厚生労働省. "リハビリテーション・個別機能訓練、栄養、口腔の実施及び一体的取組について". 介護保険最新情報. Vol.1217. 令和6年3月15日. (https://www.mhlw.go.jp/content/001227728.pdf, 2025年2月閲覧).
4) 厚生労働省. 別紙様式1-1 リハビリテーション、栄養、口腔に係る実施計画書（通所系）. (https://www.mhlw.go.jp/content/12300000/001227997.xlsx, 2025年2月閲覧).

Q24

【居宅サービス】

居宅療養管理指導を算定するときの注意点は？

特定非営利活動法人はみんぐ南河内機能強化型認定栄養ケア・ステーションからふる代表
時岡奈穂子 ときおか・なほこ

居宅療養管理指導とは

　居宅療養管理指導は、介護保険サービスの1つです。要介護状態でも、利用者が可能な限り自宅で過ごすことや、その人の能力に応じて自立した日常生活を営むことができるよう、医師、歯科医師、薬剤師、管理栄養士または歯科衛生士などが支援するサービスです。専門職が居宅を訪問して、利用者の心身の状況や環境などのアセスメントを行い、居宅での療養生活の質の向上のために管理や指導を行います。

　筆者はこれまで居宅療養管理指導を通じて、食や栄養のことで困っている多くの療養者や家族と接し、管理栄養士の支援によって利用者の療養生活が安定し、家族や支援者は安心を得て、双方が日常に笑顔をみせてくれるようになった事例を経験してきました。

　胃瘻栄養中で低栄養の人が多職種連携によって経口摂取に移行したケース、短腸症候群でミキサー食しか食べられないといわれた人が、中心静脈栄養（total parenteral nutrition；TPN）と併用することで普通食を食べられるようになり笑顔を取り戻したケース、認知症の人の看取りの後に「母を母のまま見送ることができました」と声をかけてくれた家族など、それぞれ課題も支援も異なりますが、管理栄養士にしかできない医療と生活への食と栄養の支援を通じて、多くの笑顔と出会うことができました。

　近年の介護報酬は、居宅療養管理指導が利用しやすくなるように、連続して改定されています。ぜひみなさんも在宅の栄養管理や食支援をはじめてみてください。

居宅療養管理指導の実際

対象者

管理栄養士における居宅療養管理指導の対象者は、通院が困難な在宅の利用者です。

位置づけ

計画的な医学管理を行う主治医の指示に基づき、その医学管理の一環として疾病治療の直接手段としての支援を行います。

主治医指示書

指導は、医師が特別食を必要とする利用者、または低栄養状態にあると医師が判断した場合に、医師の指示に基づいて行います。主治医指示書などで指示内容を明確にし、共有しておく必要があります。

時間

居宅療養管理指導での栄養管理に関係する情報提供や指導、助言は、利用者宅で30分以上行います。

回数

限度回数は月2回です。しかし、終末期などにおけるきめこまやかな栄養管理などのニーズに応じる観点から追加訪問することが可能です。計画的な医学的管理を行っている医師が、一時的に頻回の栄養管理を行う必要があるむねの特別な指示を行った場合、指示を行った日から30日間に限り、2回を限度として訪問することができます。

管理栄養士の所属

居宅療養管理指導（Ⅰ）（Ⅱ）によって異なります。（Ⅰ）は主治医の指定居宅療養管理指導事業所（病院または診療所）に所属、（Ⅱ）は主治医以外の医療機関や介護保険施設、日本栄養士会または都道府県栄養士会が運営する栄養ケア・ステーション®に所属していることが算定要件です。ただし、介護保険施設は、常勤で1以上または栄養マネジメント強化加算の算定要件の数を超えて管理栄養士を配置している施設に限ります。

種類と単位数

内容は表のとおり、管理栄養士の所属によって（Ⅰ）（Ⅱ）に大きく2種類に分けられます。また、単一建物居住者の人数によって3種類、さらに、それぞれ要支援を対象とした介護予防が設けられています。単位数は管理栄養士居宅療養、予防管理栄養士居宅療養ともに同じです。また、それらに対し、計画的な医学的管理を行っている医師による特別な指示の訪問指導があります。その場合の単位数も同じです。

表 居宅療養管理指導の種類と単位数

	単一建物居住者の人数		
	（1）1人	（2）2～9人	（3）そのほか
（I）当該居宅療養管理指導事業所の管理栄養士が行った場合	545 単位	487 単位	444 単位
（II）当該居宅療養管理指導事業所以外の管理栄養士が行った場合	525 単位	467 単位	424 単位

交通費

訪問に要した交通費を利用者より実費で支払ってもらうことができます。

生活保護など

公費負担の対象となる場合もサービス提供が可能です。その場合は資格証明などを確認し、公費適用後に必要に応じて本人負担を徴収します。

通所サービス「栄養改善加算」との関係

通所介護、通所リハビリテーションなどの通所サービスでは、低栄養状態または低栄養状態のおそれのある利用者に対して、低栄養状態の改善や心身の状態の維持・向上に資する取り組みの実施を評価する加算として「栄養改善加算」があります。居宅療養管理指導の場合は「低栄養」に対して医学的栄養管理が必要と医師が判断し指示を受ける必要がありますが、栄養改善加算は医師の指示が必要ありません。併算定について「令和6年度介護報酬改定」に関するQ&A Vol.12（令和7年1月22日）までに記載はありませんが、栄養改善加算で訪問指導の計画がある場合などは保険者である市町村の介護保険担当課に確認をしたほうがよいでしょう。どちらのサービスもケアマネジャーの立てるケアプランをもとにチームとして栄養改善に取り組むこととなります。管理栄養士の支援はそれぞれの栄養ケア計画書に反映し、効果的な連携がなされていることが重要です。

管理栄養士の居宅療養管理指導は他職種に比べて実施件数が少ないのが実情ですが、人はかならず栄養をとって過ごしており、在宅療養者やその家族、支援者には課題や困難を抱えるケースが多くあります。管理栄養士自身が制度をきちんと理解して、在宅療養者の暮らしを支える環境をつくっていきましょう。

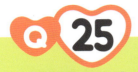

【居宅サービス】
退院・退所後の在宅療養生活を居宅療養管理指導で支えるにはどうしたらいいの？

特定非営利活動法人はみんぐ南河内機能強化型認定栄養ケア・ステーションからふる代表
時岡奈穂子 ときおか・なほこ

まずは利用者の正確な情報を退院・退所時に把握すること

　居宅療養管理指導の詳細は **Q24（86 ページ）** を参照してください。厚生労働省による「令和 2 年（2020）患者調査の概況」では、入院患者の約 75％が 65 歳以上の高齢者であり[1]、退院後の行き先は病院・一般診療所への通院、在宅医療も含む「家庭」が 89.3％ともっとも多くなっています[2]。また、在宅では、65 歳以上の要介護者らと同居しているおもな 60 歳以上の介護者は、男性では 72.4％、女性では 73.8％であり、「老老介護」のケースも多く[3]、退院・退所後の自宅で高齢の家族などが支援者となり食事を準備していることが多い状況です。

　居宅療養管理指導では、これらの支援者をサポートすることも重要であり、充実した栄養ケアの体制をつくるためにも、利用者の正確な情報を退院・退所時に把握することはとても重要です。

医療・介護における栄養情報の連携が大切

　令和 6 年度の報酬改定では、診療報酬、介護報酬ともに、医療と介護における栄養情報の連携を推進する観点から、情報連携にかかわる加算が新設されました。居宅療養管理指導と関連するものについて**表**にまとめます。

　これらの情報連携のしくみの充実により、病院などの医療機関、介護保険施設、在宅医療機関、それぞれにかかわる管理栄養士が患者・利用者の情報連携を切れ目なく行うことで、適切な栄養ケアを迅速に提供することができるようになりました。

　また、あわせて退院・退所後の在宅療養生活を居宅療養管理指導で支えるために重要なこと

表 栄養情報連携料と退所時栄養情報連携加算

区分	名称	対象者	要件
診療報酬	栄養情報連携料	ア　入院栄養食事指導料を算定した患者 イ　退院先がほかの保険医療機関、介護老人保健施設、特別養護老人ホームなどであり、栄養管理計画が策定されている患者	・入院栄養食事指導料を算定した患者に対して、退院後の栄養食事管理の指導内容および入院中の栄養管理に関する情報を文書で説明し、退院先の医師または管理栄養士に情報提供、共有した場合 ・入院中1回に限り算定
介護報酬	退所時栄養情報連携加算	厚生労働大臣が定める特別食を必要とする入所者または低栄養状態にあると医師が判断した入所者	・管理栄養士が、退所先の医療機関などに対して、当該者の栄養管理に関する情報を提供する ・1月につき1回を限度として所定単位数を算定する

は、在宅医療や居宅介護にかかわる多職種との連携です。

　在宅療養の現場で介護保険適用の患者が退院する場合、ケアマネジャーは、家族や病院の医療ソーシャルワーカー（medical social worker；MSW）、退院調整看護師などから連絡を受けると、速やかに退院後の生活に必要な物品の手配を行い、退院後の生活環境をととのえます。退院時カンファレンスでは、病院と在宅の支援者が集まります。本人や家族の希望を確認しながら退院後の生活を円滑に送れるようにサービス内容の調整を行います。

　退院後は先述したように老々介護の環境も多く、入院中のように管理栄養士や調理師による適切な食事管理ができなくなり、また、栄養状態の変化に気がつかないこともよくあります。筆者がこれまで依頼を受けてきた患者のなかにも「胃がん手術後の食思低下で気がつけば退院時から20kg以上痩せていた」「認知症だが昼間独居で食事の管理ができていない」など、退院時に速やかに居宅療養管理指導が開始できていれば日常生活動作（activities of daily living；ADL）や生活の質（quality of life；QOL）が維持できていたのではないかと感じるケースが少なくありません。退院時から管理栄養士が居宅療養管理指導で支援に入ることにより、家族や訪問看護師やホームヘルパーなどと速やかに連携をとることができ、入院中に近い栄養管理を継続することも可能となります。

　退院・退所後に居宅療養管理指導によって患者・利用者の栄養管理を継続的かつ効果的に行うためには、同職種・多職種の連携が重要なポイントとなります。

引用・参考文献

1) 厚生労働省. "調査の概要". 令和2年（2020）患者調査の概況. (https://www.mhlw.go.jp/toukei/saikin/hw/kanja/20/dl/gaiyou.pdf, 2024年11月閲覧).

2) 厚生労働省. "入院前の場所・退院後の行き先". 令和2年（2020）患者調査の概況. (https://www.mhlw.go.jp/toukei/saikin/hw/kanja/20/dl/nyuuinmae.pdf, 2024年11月閲覧).

3) 内閣府. "高齢化の状況（第2節2）". 令和4年版高齢社会白書（全体版）. (https://www8.cao.go.jp/kourei/whitepaper/w-2022/html/zenbun/s1_2_2.html, 2024年11月閲覧).

第2章 加算算定時の注意点

Q26

【居宅サービス】
通所系サービスや居宅系サービスにある「外部との連携」とは？

特定非営利活動法人はみんぐ南河内機能強化型認定栄養ケア・ステーションからふる代表
時岡奈穂子 ときおか・なほこ

外来・在宅患者に対する栄養食事指導の推進

　ここでいう「外部との連携」とは「報酬算定を行う（主治医）事業所以外のほかの医療機関、介護保険施設、日本栄養士会または都道府県栄養士会が設置・運営する『栄養ケア・ステーション®』の管理栄養士との連携」をさします。

　外部の管理栄養士との連携は、「平成30年度介護報酬改定」の通所系サービスの栄養改善加算から開始となり、「令和2年度診療報酬改定」では外来・在宅患者に対する栄養食事指導を推進する観点から外来栄養食事指導料2、在宅患者訪問栄養食事指導料2について、診療所において特別食を医師が必要と認めた者に対し、当該保険医療機関以外（日本栄養士会もしくは都道府県栄養士会が設置・運営する「栄養ケア・ステーション®」またはほかの医療機関に限

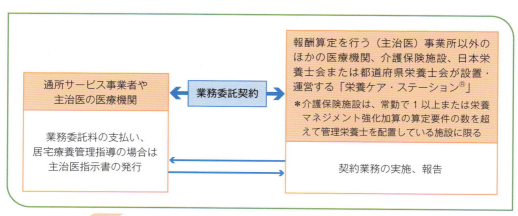

図1　医療・介護の連携推進における外部との連携（文献1を参考に作成）

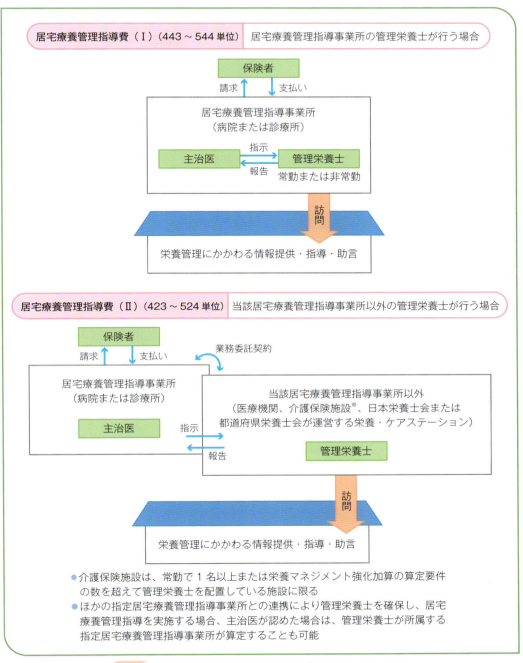

図2 管理栄養士による居宅療養管理指導（文献1を参考に作成）

る）の管理栄養士が、当該保険医療機関の医師の指示に基づき対面で必要な栄養指導を行った場合の算定が可能となりました。

医療・介護の連携推進

介護報酬における「外部との連携」はその流れを受けて、医療と介護の連携の推進の一環として令和3年度改定からはじまりました。対象は通所系サービスと居宅サービスに分かれますが、いずれも報酬算定を行う（主治医）事業所以外のほかの医療機関、介護保険施設、日本栄養士会または都道府県栄養士会が設置・運営する栄養ケア・ステーション®との連携をさします。ただし、介護保険施設は、常勤で1以上または栄養マネジメント強化加算の算定要件の数を超えて管理栄養士を配置している施設に限ります（図1）。この場合は、主治医や事業所が報酬算定を行い、外部の管理栄養士に業務委託料を支払うことになります。

居宅療養管理指導における外部との連携の考え方

居宅療養管理指導の場合、外部との連携について基本は図1と同じですが、主治医以外の指定居宅療養管理指導事業所との連携により管理栄養士を確保し、居宅療養管理指導の実施を主治医が認めた場合は、管理栄養士が所属する指定居宅療養管理指導事業所が算定することも可能です（図2）。この場合は事業所間の業務委託契約は必要なく、受け手となる医療機関の管理栄養士の所属事業所で報酬算定を行うので、対象患者が少ない主治医の場合は業務負担を軽減することができます。

引用・参考文献

1）厚生労働省老健局．"外部の管理栄養士による居宅療養管理指導"．居宅療養管理指導：社会保障審議会介護給付費分科会（第220回）資料5．令和5年7月24日．37-42．（https://www.mhlw.go.jp/content/12300000/001123921.pdf，2024年12月閲覧）.

第 **3** 章

栄養ケア計画書

Q27

栄養ケア計画書の長期目標と短期目標はどう書けばいいの？ また「栄養ケア」のポイントとは？

川崎医科大学高齢者医療センター栄養室管理栄養士・主任介護支援専門員 **森光大** もりみつ・だい

栄養ケア計画書とは

「令和3年度介護報酬改定」により栄養ケア・マネジメントの要件が包括化されたため、栄養マネジメント強化加算を未算定の施設でも栄養ケア・マネジメントを実施して入所者一人ひとりに栄養ケア計画書を作成しなければなりません。「介護報酬の解釈1」にも「基本サービスとして、医師、歯科医師、管理栄養士、看護師、介護支援専門員そのほかの職種の者が共同して作成する栄養ケア計画に、低栄養状態の改善などを行うための栄養管理方法や食事の観察の際にとくに確認すべき点などを示すこと」[1] と示されています。

栄養ケア計画書の作成手順

栄養ケア計画書を作成する前にスクリーニングとアセスメントを行い、低栄養の原因や問題点を把握します。スクリーニングは栄養状態のふるい分け的なプロセスであるため、あまり細かく考える必要はありません。

しかし、アセスメントでは課題分析をして、問題抽出を行います。このとき大切なことは、問題点のみの抽出に終わるのではなく、本人のできていること、家族がしていることも抽出します。できていることは本人・家族に行ってもらい、できないところまたはないことを関係スタッフが支援するという考え方です。療養食加算の対象疾患などがある場合や経口移行または経口維持加算対象者の場合は、栄養状態に加えてそれぞれ詳細なアセスメントを行い、追加します。

アセスメントの内容をもとに栄養ケア計画書を作成します。ここで作成する栄養ケア計画

は、単に体重やボディマス指数（body mass index；BMI）、血液検査データの改善をめざすものではなく、本人や家族の生活の質（quality of life；QOL）や日常生活動作（activities of daily living；ADL）の維持や向上をめざして、本人が自分らしく生きること、言い換えれば自立支援のためのものであることが求められます。そのため、目標を設定することが、本人のあるべき姿へ導くことになるはずです。

そして、目標を立てて遂行するだけで終わりではありません。目標を立てて、めざしたケア内容が正確に実施されているか、ケア内容が実施されたことで本人の状態はどうなっているかなど、随時モニタリングを行い、リスクレベルに応じて評価を行います。可能であれば、数値的な目標にしておくと評価がしやすいです。よく用いられる目標（指標）として体重や血液検査データがあります。

長期目標の考え方

長期目標は、本人や家族がやる気になる、モチベーションがアップする表現にするとよいでしょう。そのため「できるかもしれないこと」だけでなく、「できないかもしれない」ことも長期目標に掲げることがあります。長期目標は6ヵ月（〜12ヵ月）、安定していれば要介護の認定期間になることもあります。

短期目標の考え方

短期目標は、できれば「かならずできること」を目標にしたいところです。徐々にできることを積み重ねて長期目標へ近づいていくイメージです。しかし、短期目標を変えるごとに栄養ケア計画書を作成し直す必要があります。本人や家族に同意を得る際の作業負担を軽減するために、柔軟な目標設定（抽象的で幅のある表現）がよいでしょう。短期目標には本人が実施することとして、ケア内容欄に具体的ながら少し幅のある表現で記載し、備考欄に細かい内容を記載することもあります。

ケア内容の記載はどうする？

たとえば、長期目標に「半年後の孫の結婚披露宴に出席できるように元気になる」と設定したとします。短期目標には以下のように記載します。

栄養補給・食事

医師から指示があったエネルギーとたんぱく質、必要に応じて食塩や水分量を記載します。

栄養食事相談

「日本摂食嚥下リハビリテーション学会嚥下調整食分類2021」[2] のコードに基づいた食形態、栄養補助食品の利用などについて記載します。

多職種による課題の解決

食べるときの姿勢や食器、自助具などのセッティングを理学療法士や作業療法士、食事介助が必要な場合には看護師および介護職などを記載します。「栄養ケアなど」の「など」とは、栄養のほかのケアも含まれると考えます。たとえば、糖尿病の人であれば、食事療法・運動療法・薬物療法の3本柱が治療の基本であるため、全身管理と病態の診断（医師）、運動療法（リハビリテーションスタッフ、看護師、介護職）、薬物療法（薬剤師、看護師など）を記入します。褥瘡がある人では、全身管理と病態の診断（医師）、創部の除圧・分圧におけるエアマットやクッションの利用、創部のケア（看護師）、栄養状態の改善（管理栄養士）、食事支援・介助（看護師、介護職）がケア内容になります。

糖尿病がある人の栄養ケア計画書は **Q29**（**103ページ**）に、褥瘡がある人の栄養ケア計画書は **Q31**（**113ページ**）に示しました。

引用・参考文献

1）社会保険研究所編. "介護老人福祉施設". 介護報酬の解釈1：単位数表編 令和6年4月版. 東京, 社会保険研究所, 2024, 877-937.
2）日本摂食嚥下リハビリテーション学会. 日本摂食嚥下リハビリテーション学会嚥下調整食分類2021. 日本摂食嚥下リハビリテーション学会誌. 25（2）, 2021, 135-49.

Q28

入所時に、血液検査、身体計測、食事摂取量などの情報がない場合はどのように対応したらいいの？

医療法人社団久和会老人保健施設マイライフ尾根道管理栄養士　**藤浦美由紀**　ふじうら・みゆき

要介護度や特定疾病から予測する

　自宅から入所する人のほとんどは身長、体重、食事摂取量が不明です。病院や他施設から入所する場合でも、必要な血液検査データが不足していたり、あってもかなり古くて参考にならないケースがあります。処方薬についても、持参した薬が情報と違っていることがあります。それでも、入所日にはなんらかの食事提供をしなくてはなりません。そのようなとき、どのような食事を準備しておけばよいのでしょうか？

　特別養護老人ホームや介護老人保健施設へ入所するには、65歳以上で「要介護1」以上の介護認定を受けていなければなりません。65歳未満では、特定疾病による要介護認定を受けている必要があります。これら要介護度や特定疾病からある程度の摂食嚥下機能が予測できますので、管理栄養士ならではの想像力をはたらかせて1食目を提供してみましょう。

　情報が少ないなかで、どの食形態にするかはむずかしいところですが、要介護度で考える場合には、自分が思っている「日本摂食嚥下リハビリテーション学会嚥下調整食分類2021」（学会分類2021）のコードの1つ下のものを提供してみるとよいでしょう（**表1**）。嚥下調整食であれば、その場で箸やスプーンを使って小さくすることもでき、念のため水分にとろみをつけておけば、むせや誤嚥が予防できます。そこを出発点として食べる様子を観察し、食形態をどう変更するか、みつけていけばよいと思います。特定疾病の場合もそれぞれの特徴を事前に理解しておけば、その疾病に適した食支援ができると考えます（**表2**）。

Nutrition Care 2025 春季増刊　**99**

表1 65歳以上の要介護度をヒントにした食形態と評価後の食形態（案）

要介護度	予想より1つ下のコード	食事の様子を観察し評価した後の食形態（案）
要介護1	学会分類コード4	問題なく楽に食べられれば、普通食へ上げる 義歯や自歯の不具合や認知症があれば適当な食形態に変更する
要介護2	学会分類コード3・4	問題なく楽に食べられれば、食形態を上げる 義歯や自歯の不具合や認知症、水分誤嚥などがあれば適した食形態に変更する
要介護3	学会分類コード3	問題なく食べられれば、コード4に上げる パンやめんの提供について検討する 摂食嚥下機能や認知機能を評価し、適当な食形態に変更する とろみをつける
要介護4	学会分類コード3・ とろみ（薄い）	問題なく食べられれば、コード4に上げる とろみの解除も検討する 摂食嚥下機能や認知機能を評価し、食形態やとろみ濃度を変更する
要介護5	学会分類コード2・ とろみ（中間）	問題なく食べられれば、次の食事からコード3や4に上げる 摂食嚥下機能や認知機能を評価し、食形態やとろみ濃度を変更する 食べられなかった場合は栄養補助食品を使用し、ハーフ食などを検討する

表2 特定疾患別摂食嚥下機能の特徴と食支援のヒント（一部）

疾患名	予測される特徴	食支援のヒント
末期がん	食欲低下、口腔内炎症、嘔気	見た目量が多くないよう配慮、冷たいデザートの活用、さっぱり系、ONS利用
関節リウマチ	痛み、腫れ、微熱、固執	痛みや腫れに配慮し自助食器や食形態を検討、本人の訴えを傾聴
ALS	嚥下障害、舌運動麻痺、筋委縮	誤嚥や窒息のリスクを軽減する（嚥下調整食・水分とろみ）、頸部後屈に注意
若年性認知症	早食い、窒息、若い、多動、甘味	窒息しない工夫（小さいスプーンなど）、甘味の利用、エネルギー不足に注意
パーキンソン病	振戦、筋強剛、日内変動、誤嚥	スプーンですくえる大きさ（きざみ食・一口大）、日内変動を考慮、自助食器
大脳皮質基底核変性症	失行、認知症、他人の手徴候	誤嚥しにくい姿勢と食形態、半側空間無視、食事介助、経管栄養の併用

ONS：経口的栄養補助（oral nutrition supplement）
ALS：筋萎縮性側索硬化症（amyotrophic lateral sclerosis）

表3　入所当日の動き（文献1より改変）

項目	内容
身長、体重の測定（BMI）	歩行能力に応じ、他職種と協働し測定する
褥瘡、浮腫の有無	落ちついたころに確認、看護師から情報を得る
本人と話す（あいさつ程度でも可）	嗜好や生活歴を聞くなかで、声の大きさ・認知機能・呼吸機能もチェックする
疾病や処方薬の確認	糖尿病、パーキンソン病、認知症、心疾患、脳卒中など
歯の不具合がないか確認	すぐに歯科受診が必要な状態ではないか？ 咀嚼機能

表4　食事の観察ポイント（文献1より改変）

項目	内容
食事時の姿勢	身体の傾き、頭の位置や首の角度、坐位の安定性、麻痺の有無 （いす、車いす、リクライニング車いす、ベッド上）
覚醒状態、食事意欲	目はしっかり開いているか、夜間は良眠できているか 食事意欲はあるか（動作・発言内容から）
認知機能（失認・失行など）	料理をみて献立を認識しているか、（デザートから食べはじめるなど） 自ら、箸やスプーンをもち食べようとするか、一口量、摂取スピード きょろきょろと落ちつかず不安な様子はないか
口腔内の状態	義歯は合っているか、自歯はどの程度あるのか 口腔内の衛生は保たれているか、乾燥の具合、唾液の量
摂食嚥下機能	歯や義歯の上下左右運動、咀嚼に関係する口腔関連筋の動き 舌の動きや送り込み能力、嚥下までの時間や咽頭の動き 湿性嗄声、食事中の咳やむせ、水分でのむせ、口腔内の残渣
そのほか	30分以内に食事が終わるか、半側空間無視の有無 パーキンソニズム、食べこぼし、幻視、食事の集中力や満足感 食事介助拒否はないか、腹部の状態、抗精神薬の影響

自ら動き、さまざまな情報を集め栄養ケア計画書を作成する

　本人が入所すれば身体計測が可能となり、褥瘡や浮腫の有無も確認できます（**表3**）[1]。本人との会話や経時的観察により認知機能も把握できるでしょう。血液データが必要であれば医師に相談することもできます。処方薬や嗜好を確認し、さまざまな情報を自ら集めて回りましょう。

そして、食事の観察ポイント（**表 4**）[1] から思考を重ね、摂食嚥下機能を自ら評価し、栄養ケア・マネジメントを行っていきます。脳卒中（脳梗塞、脳出血、くも膜下出血）の後遺症やパーキンソン病、心不全、糖尿病などの疾病があっても、対応方法は明確になります。ミールラウンドでの気づきや多職種との情報共有により、その人にあった栄養ケア計画書を作成していきましょう。

引用・参考文献

1）藤浦美由紀. "入所者・利用者の食事の様子を観察するときには何にポイントをおけばいいの？". 栄養ケア・マネジメントのギモン Q&A45：令和 3 年度介護報酬改定対応！ ニュートリションケア 2022 年春季増刊. 森光大編. 大阪, メディカ出版, 2022, 134-6.

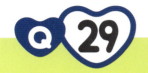

糖尿病がある人の栄養ケア計画書はどのように立てたらいいの？

川崎医科大学高齢者医療センター栄養室管理栄養士・主任介護支援専門員　**森光大** もりみつ・だい

栄養ケア計画の視点・目標

　施設入所や在宅生活をしている糖尿病の人は、糖尿病だけの人、糖尿病性腎症の人、脳梗塞の後遺症がある人、認知症の人などさまざまです。それぞれに適した食事の提供が必要となり、血糖マネジメントを行うことで合併症の再発予防がなされ、日常生活動作（activities of daily living；ADL）が保たれ、生活の質（quality of life；QOL）の維持・向上をめざします。

栄養ケアの内容

　糖尿病の治療とケアには、食事療法・運動療法・薬物療法の３本柱があります。主治医からの指示に基づき、食事のエネルギー量を設定しますが、病院からの退院後にはじめて栄養ケア計画書を作成する場合には、病院で提供されていたエネルギー量が基本となります。しかし、入院中のリハビリテーションの状況など、運動による消費量を確認する必要があります。たとえば、肺炎で入院していた場合には、安静にして抗菌薬の点滴を行っていたのであれば、施設入所後にリハビリテーションによる消費エネルギーが増加するため、入院中よりはエネルギー量を増やす必要があります。

多職種の役割

　食事療法のほか、運動療法、薬物療法について、多職種協働が基本です。運動療法は理学療法士をはじめとしたリハビリテーションスタッフがプログラムを考えて、介護職が行う場合も

あります。薬物療法は主治医が処方した薬剤を確実に内服できるように、配薬や内服の確認を看護師や介護職が行います。

糖尿病の人の栄養ケア計画書

本人および家族の意向

この欄は、本人が家族から聞いたそのままの言葉か、こちらが聞きとって感じたことを伝えて同意が得られた内容を書くとよいでしょう。つまり、デマンド（需要）でもニーズ（必要）でもかまいません。本人や家族に説明した際に、意向を理解して栄養ケア・マネジメントを実施していると安心できる内容にします。

課題（ニーズ）

栄養診断をイメージして管理栄養士として栄養の専門的な立場からの客観的な内容を記載します。本人・家族がやる気になるわかりやすい言葉で表現しましょう。

長期目標

できるかもしれない、またはできないかもしれない内容でもかまいません。なるべく本人・家族がやる気になる表現にします。可能な限り、HbA1cや体重などの数値目標を記載しておくと評価しやすくなります。

短期目標

かならず実行できることを書きましょう。簡単なことからできることを増やしていき、長期目標へ近づいていけるように設定します。また、具体的な内容でも幅をもたせた表現にします。「短期目標の内容に書いていないから実施できない」ではなく、特記事項や備考欄を利用して複数の場合に対応できるようにしておくと、きめこまやかな支援が可能になります。

たとえば、糖尿病から脳梗塞を発症後で嚥下障害の後遺症がある人には、嚥下調整食を提供しますが、「嚥下調整食コード2」などと限定した表現にすると、その食事が固定されてしまいます。献立によっては、コード2-1、コード2-2、コード3レベルでも可能な場合もあります。筆者が介護老人保健施設に勤務していたときに、いつもはコード2-1食の人でも、ばら寿司（ちらし寿司）は常食が食べられる人が複数いました。入所者のQOLを向上させるためにも、本人の嗜好と摂食嚥下能力をしっかり把握して、適切な食事を提供しましょう。また、部分義歯または総義歯を適していないなどの理由で使用していない高齢者もいます。長期間使用せずにいるとさらに義歯が合わなくなるため、歯科に相談して調整してもらいましょう。

本稿では、糖尿病があり脳梗塞後の人の例として「リハビリテーション・栄養・口腔に係る

リハビリテーション・栄養・口腔に係る実施計画書（施設系）

氏名		殿	入所（院）日		年　　月　　日
			作成日 □初回 □変更		年　　月　　日
生年月日	年　　月　　日			性別	ⓐ男・女
計画作成者	リハビリテーション（○○＋○○）　　栄養管理（○○＋○○）　　口腔管理（　　　　　）				
要介護度	□ 要支援（□ 1　□ 2）　　□ 要介護（□ 1　□ 2　☑ 3　□ 4　□ 5）				
日常生活自立度	障害高齢者：　　B2　　　認知症高齢者：　　自立				
本人の希望	本人：おやつが食べたい。　　長男：施設で穏やかに楽しく生活を過ごしてほしい。				

共通	身長：159cm　体重：65kg　BMI：25.7kg/m² 栄養補給法：☑経口のみ　□一部経口　□経腸栄養　□静脈栄養、　食事の形態：（　　　　） とろみ：☑なし　□薄い　□中間　□濃い リハビリテーションが必要となった原因疾患：（　　脳梗塞　　　）　発症日・受傷日：2000年○○月 合併症：糖尿病 ☑脳血管疾患　□骨折　□誤嚥性肺炎　□うっ血性心不全　□尿路感染症　☑糖尿病　□高血圧症　□骨粗しょう症　□関節リウマチ □がん　□うつ病　□認知症　□褥瘡 （※上記以外の）□神経疾患　□運動器疾患　□呼吸器疾患　□循環器疾患　□消化器疾患　□腎疾患　□内分泌疾患　□皮膚疾患 　　　　　　　　□精神疾患　□その他 症状： □嘔気・嘔吐　□下痢　□便秘　□浮腫　□脱水　□発熱　□閉じこもり 現在の歯科受診について：かかりつけ歯科医　☑あり　□なし　直近1年間の歯科受診：☑あり（最終受診年月：○○年　○月）□なし 義歯の使用：☑あり（☑部分・全部）　□なし その他：
課題	（共通） 脳梗塞の再発や合併症を予防して施設で穏やかに楽しく過ごす。 （リハビリテーション・栄養・口腔） リハ：座位保持練習　車いす座位耐久性改善　食事動作練習　介助スクワットで有酸素運動（徐々に回数と介助を減じ負荷を上げる） （上記に加えた課題） □食事中に安定した正しい姿勢が自分で取れない　□食事に集中することができない　☑食事中に傾眠や意識混濁がある □歯（義歯）のない状態で食事をしている　　　　□食べ物を口腔内にため込む　　　□固形の食べ物を咀しゃく中にむせる □食後、頬の内側や口腔内に残渣がある　　　　　□水分でむせる　　　　　　　　　□食事中、食後に咳をすることがある ☑その他（昼夜逆転傾向　　　）
方針・目標	（共通） （リハビリテーション・栄養・口腔） 短期目標：　　　　　　　　　　　　　　　　　　　　　　長期目標： 食事を定時に摂取する生活リズムを整え座位耐久性を上げる　食事と運動のバランスの取れた生活を送る　適切なおやつの習慣づけ （上記に加えた方針・目標） ☑歯科疾患（☑重症化防止　□改善）　☑口腔衛生（□自立　☑介護者の口腔清掃の技術向上　☑専門職の定期的な口腔清掃等） □摂食嚥下等の口腔機能（□維持　□改善）　　　□食形態（□維持　□改善）　　　　□栄養状態（□維持　□改善） □誤嚥性肺炎の予防　　☑その他（生活リズム　車いす座位耐久性改善・座位の安定）
実施上の注意事項	
生活指導	
見通し・継続理由	

図1 リハビリテーション・栄養・口腔に係る実施計画書（施設系）：糖尿病があり脳梗塞後の人の例①

	リハビリテーション	栄養	口腔
	評価日：　　年　　月　　日	評価日：　　年　　月　　日	評価日：　　年　　月　　日
評価時の状態	【心身機能・構造】 ☑筋力低下　☑麻痺　☑感覚機能障害 ☑関節可動域制限　□摂食嚥下障害 □失語症・構音障害　□見当識障害 □記憶障害　□高次脳機能障害 □疼痛　□BPSD 歩行評価　☑6分間歩行　□TUG test （　　　　　　　　　　　　　　） 認知機能評価　☑MMSE　□HDS-R （　　　　　　　　　　　　　　） 【活動】※課題のあるものにチェック 基本動作： □寝返り　☑起き上がり　□座位の保持 □立ち上がり　☑立位の保持 ADL：BI（　）点 □食事　☑移乗　□整容　☑トイレ動作 ☑入浴　☑歩行　□階段昇降　□更衣 □排便コントロール　□排尿コントロール IADL：FAI（　）点 【参加】	低栄養リスク　□低　☑中　□高 嚥下調整食の必要性　☑なし　□あり □生活機能低下 3％以上の体重減少　☑無　□有（　kg/　月） 【食生活状況】 食事摂取量（全体）　100% 食事摂取量（主食）　100% 食事摂取量（主菜/副菜）　100%／100% 補助食品など：なし 食事の留意事項　☑無　□有（　　　　） 薬の影響による食欲不振　☑無　□有 本人の意欲（　たくさん食べたい　） 食欲・食事の満足感（もう少し食べたい） 食事に対する意識（　あり　） 【栄養量（エネルギー/たんぱく質）】 摂取栄養量：1,600kcal/kg、65g/kg 提供栄養量：1,600kcal/kg、65g/kg 必要栄養量：1,600kcal/kg、65g/kg 【GLIM基準による評価※】 ☑低栄養非該当　□低栄養（□中等度　□重度） ※医療機関から情報提供があった場合に記入する。	【誤嚥性肺炎の発症・既往】 □あり（直近の発症年月：　年　月）□なし 【口腔衛生状態の問題】 ☑口臭　☑歯の汚れ　□義歯の汚れ　☑舌苔 【口腔機能の状態の問題】 ☑奥歯のかみ合わせがない　□食べこぼし ☑むせ　☑口腔乾燥　□舌の動きが悪い ☑ぶくぶくうがいが困難※1 ※1　現在、歯磨き後のうがいをしている方に限り確認する。 【歯数】（　　）歯 【歯の問題】 ☑う蝕　□歯の破折　☑修復物脱離 ☑残根歯　□その他（　　　　） 【義歯の問題】 □不適合　□破損　☑必要だが使用してない □その他（　　　　　　　　） 【歯周組織、口腔粘膜の問題】 □歯周病　　☑口腔粘膜疾患（潰瘍等） 記入者： 指示を行った歯科医師名：
具体的支援内容	①課題： 介入方法 ・ ・ ・ 期間：　　　（月） 頻度：週　回、時間：　　分/回 ②課題： 介入方法 ・ ・ ・ 期間：　　　（月） 頻度：週　回、時間：　　分/回 ③課題 介入方法 ・ ・ ・ 期間：　　　（月） 頻度：週　回、時間：　　分/回	☑栄養食事相談 □食事提供量の増減（□増量　□減量） □食事形態の変更 　（☑常食　□軟食　□嚥下調整食） □栄養補助食品の追加・変更 ☑その他： 本人が間食を希望されるため、家族に血糖上昇しにくい食べ物を紹介し差し入れていただき、ナースステーションにて衛生的に管理して食事の摂取に影響しないように提供する。 総合評価： □改善　□改善傾向　☑維持 □改善が認められない 計画変更： ☑なし　　□あり	実施日：　　　年　　　月　　　日 記入者： 実施頻度： ☑月4回程度　□月2回程度 □月1回程度　□その他（　　　　　） 歯科衛生士が実施した口腔衛生等の管理及び介護職員への技術的助言等の内容： 【口腔衛生等の管理】 □口腔清掃 □口腔清掃に関する指導 □義歯の清掃 □義歯の清掃に関する指導 ☑摂食嚥下等の口腔機能に関する指導 ☑誤嚥性肺炎の予防に関する指導 □その他 【介護職員への技術的助言等の内容】 ☑入所者のリスクに応じた口腔清掃等の実施 ☑口腔清掃にかかる知識、技術の習得の必要性 □摂食嚥下等の口腔機能の改善のための取組の実施 □食事の状態の確認、食形態等の検討の必要性 □現在の取組の継続 □その他（　　　　　　　　　　　）
特記事項			

図1 リハビリテーション・栄養・口腔に係る実施計画書（施設系）：糖尿病があり脳梗塞後の人の例②

栄養ケア計画書　（施設）

別紙2

氏名：	糖尿病から脳梗塞タイプ　　殿	入所（院）日：	年　月　日
作成者：		初回作成日：	年　月　日
		作成（変更）日：	年　月　日

利用者及び家族の意向	本人：再び脳梗塞になりたくない 家族：今の状態を維持してほしい	説明と同意日 年　月　日
解決すべき課題（ニーズ）	低栄養状態のリスク（　　中　　） 血糖コントロール不良から再梗塞の危険性あり	サイン
長期目標と期間	本人：無理なく食べる事を楽しんで、元気に生きる 家族：今以上悪くならない様に気を付けてほしい	続柄

短期目標と期間	栄養ケアの具体的内容	担当者	頻度	期間
①栄養補給・食事				
血糖の安定をめざしてバランスの良い食事をとる	Ene：1,600kcal、Pro：65g NaCl：10g、水分：1,500mL	管理栄養士・調理師	毎日	1ヵ月
②栄養食事相談				
量をたくさん食べたい食事を満足する	野菜を多めに盛りつける マンナンヒカリを加えて、量を増す 食事の感想を聞き、本人の満足感をめざす	管理栄養士・調理師	毎日	1ヵ月
③多職種による課題の解決など				
血糖の安定をめざして運動療法をする 薬物療法をきちんとする	14時から運動療法の実施 内服の確認と残薬の管理	理学療法士 看護師	週3回	1ヵ月
特記事項	野菜を多めに盛りつむけて量を多くみせる努力をするも 1,600kcalが少なすぎて本人が慣れなければ、1,800kcalからはじめる			
備考	家族の差し入れがある場合は、フロアの詰所に届け出てもらい、記録する			

図2　栄養ケア計画書（糖尿病があり脳梗塞を発症した人）

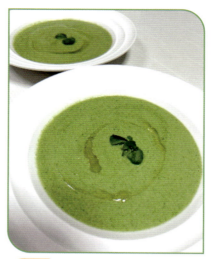
図3 野菜嫌いの人に提供したスープ

実施計画書（施設系）」（図1）と、栄養ケア計画書（図2）を示します。

　また、糖尿病の人は、野菜が嫌いな人も少なくありません。施設の状況や給食委託業者の対応にもよりますが、なるべく食べてもらえるような工夫をしたいものです。たとえば、汁の具として入っている野菜は食べる人、パンにはさんだり、茶碗蒸しに入っているものは食べる人もいます。オリーブ油とにんにくとたまねぎを炒めて、青菜と調製豆乳で煮てミキサーにかけると、野菜のかたちは目に入らずにおいしいスープになります（図3）。毎回はむずかしいかもしれませんが、さまざまな方法を試してみてください。

備考欄
短期目標の内容の説明を記載するとわかりやすいでしょう。

評価のポイント

　糖尿病の人の評価は、対象者にあわせた頻度の血糖値の検査と、3ヵ月くらいに1回のHbA1c検査による血糖マネジメントの状態をみるだけでなく、合併症の進行の観察も必要です。クレアチニンや血中尿素窒素などの検査データで糖尿病性腎症の進行を確認したり、下肢などの皮膚の状態、定期的な眼科受診による糖尿病網膜症や心筋梗塞の予防なども評価します。

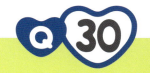

摂取量が少ない人の栄養ケア計画書はどのように立てたらいいの？

社会福祉法人駿光会特別養護老人ホームリバーサイド熊本管理栄養士 **清田順子** きよた・じゅんこ

摂取量が少ない人の栄養ケア計画の視点・目標

　高齢者施設において、食事摂取量が少ない人は少なくありません。当施設でも献立どおりの食事提供量では食べきれず、必要な栄養量を摂取できない利用者は2割程度います。「摂取量が少ない人」といってもさまざまな要因が考えられます。栄養ケア・マネジメントは個々の利用者にあわせた栄養管理を目標としているため、必要な栄養量が確保できない人への個別アプローチが必要です。

摂取量が少ない要因を考える

　栄養ケア計画書の作成は、栄養ケア・マネジメントの流れに沿って考えていきます。まずは対象者の意向、ニーズ（課題）の確認、生活背景などのアセスメントを行います。そのなかから摂取量が少ない要因を考察します（表1）。管理栄養士だけでなく、多職種と情報共有しながら、対象者が必要な栄養を摂取できるよう支援することが重要です。

栄養ケア計画書の立て方

🍀 原因を探る

　偏食が多い利用者の事例を紹介します。デザートのみを食べ、主食は2割程度、副菜はほぼ手をつけません。以前は食べていたため、嗜好による要因はないと考えます。義歯も問題なく、せんべいをしっかりと咀嚼して食べています。個別機能訓練も拒否しており、ベッド上から動

表1	摂取量が少ない要因

- 加齢や疾患に伴う咀嚼嚥下力の低下
- 加齢に伴う消化吸収能力の低下
- 活動量の低下
- 食事環境の変化
- 精神的要因（不眠やストレスによる気分の落ちこみ）
- 疾患
- 疼痛
- 薬の副作用
- 味覚や嗅覚の低下
- 認知症
- 食事が好みではない
- もともと食が細く、一度に食べる量が少ない
- 口腔内の問題（口腔内の不衛生、口内炎、舌苔など）
- 歯の問題（義歯がない、義歯が不適合など）

きたくない様子でした。食べられない要因として認知症の進行と坐位による臀部の痛みが考えられました。

食べたいものを尋ねると「なんでも食べる」という返事でした。家族への聞きとりにより、くだものや甘いものを好むことは把握できました。食べものの写真をみてもらいながら食べたいものを探りました。甘いものが好きで、まんじゅうやカステラなどの和菓子、焼きいもにはうなずきによる反応がありました。

そこで、主食はあんぱんを中心に菓子パンと焼きいもに変更しました。副食の味つけも調整しましたがほとんど摂取せず、栄養補助食品で補うことにしました。結果、自力でほぼ完食し、摂取時間も15分程度と短くなり、安楽な姿勢で食後の時間を楽しむようになりました。飽きないように試行錯誤しながら2年ほど経過しますが、現在も摂取量を維持しており、体重など栄養管理の指標となる数字も大きな変化はみられず安定しています。時折、菓子パンではなく食事を用意すると見た目の変化を楽しみながら少量ですが食べるようになりました。栄養ケア計画書の記入例を図に示します。

多職種の役割

栄養ケア・マネジメントは多職種協働で行うことでよりよいケアにつながります。食事提供の内容だけではなく、利用者の一日の過ごし方や体調について、多職種で情報共有することが大切です（表2）。

栄養ケア・経口移行・経口維持計画書　（施設）

氏名：	殿	入所（院）日：	年 月 日
		初 回 作 成 日：	年 月 日
作成者：		作 成（変 更）日：	年 月 日

利用者及び家族の意向	本人；動きたくない。なんでも食べる。畑仕事をしたい。人がいると落ち着く。 家族；食べて元気になってほしいが、無理はしてほしくない。昔から小食だったから食べれるだけ。甘いお菓子やくだものはよく食べていた。	説明日
解決すべき課題 （ニーズ）	低栄養状態のリスク　　■　中 認知症の進行と臀部の痛みにより食事摂取意欲の低下がみられるが、好きなものを食べて元気に過ごしたい。	
長期目標と期間	食事の時間はにぎやかなホールで過ごすことができる。	6ヵ月

分類	短期目標と期間	栄養ケアの具体的内容（頻度、期間）	担当者
①	好きなもので必要な栄養量をとることができる（3ヵ月）	①身体状態に応じた食事内容を提供します。	管理栄養士
		エネルギー1,400kcal、たんぱく質55g	
		②必要な栄養量が維持できるよう栄養補助食品を用い調整します。	管理栄養士
		③菓子パンと焼きいもを主食として用意します。	調理職員
		④体重を測定し、栄養状態の確認を行います。	看護職員
		⑤摂取量、喫食状況の確認を行います。	介護職員
⑤	痛みなく、起きて食事をすることができる（3ヵ月）	①食事直前に離床を促します。	介護職員
		②起きたくない時は時間をおいてお声かけします。	介護職員
		③食事前に安全に喫食できるよう姿勢をととのえます。	食事介助者
		④食後はリクライニング車いすを倒し安楽な姿勢にします。	食事介助者
		⑤職員とご利用者が見える位置に食席を用意します。	食事介助者
		⑥食後の口腔ケアを行い、口腔内の確認を行い臥床します。	介護職員
⑤	穏やかに安心して過ごすことができる（3ヵ月）	①全身管理、急変時の対応など。	医師
		②日々の体調の変化を確認し、Dr.へ報告します。	看護職員
		③職員の目が届き、表情などを確認できる席に配置するなど、	介護職員
		不安にならないような環境の調整を行います。	
特記事項			

※①栄養補給・食事、②栄養食事相談、③経口移行の支援、④経口維持の支援、⑤多職種による課題の解決など
算定加算：■栄養マネジメント強化加算　□経口移行加算　□経口維持加算（□Ⅰ　□Ⅱ）
　　　　　　□療養食加算

図　栄養ケア・経口移行・経口維持計画書（施設）：摂取量が少ない人の例

表2 各職種のおもな役割と情報共有の視点

- **医師**：定期回診、栄養の指示、療養食の指示、全身状態の管理、家族への説明
- **看護師**：全身状態の観察（発熱や体の痛み、便秘など、体調に異常がないか）、服薬管理
- **介護職**：生活環境の確認（不眠傾向はないか、周囲の環境面はどうか、発語や会話が減ってきていないか）、食事摂取量の記録、食事介助、口腔ケア、排泄状況の確認
- **リハビリテーションスタッフ**：個別訓練（機能訓練、嚥下訓練）、坐位調整、動作評価、体を動かす機会が少なくないか（消費エネルギー量が少ない）
- **ケアマネジャー**：ケアサービス計画書と栄養ケア計画書の連動
- **相談員**：家族との調整（家族に対しての心配、お金の心配など利用者の不安要素の確認）、病院や他施設との連絡調整
- **家族**：本人が希望するものの差し入れや情報提供、面会など

管理栄養士・栄養士の役割とは？

　管理栄養士・栄養士が考えた献立に沿った食事をとることで栄養状態がよくなることは望ましいことですが、「食べること」が苦痛にならないようにすることも大切です。必要な栄養素を食べものに置き換えて考えることができるのは、管理栄養士・栄養士ならではの役割です。数多くの食材のなかから、対象者に適した食材を選び、食事をつくり、提供できることが、筆者の理想とする介護保険施設の管理栄養士像です。予算や時間などある程度の制約はありますが、できる限り利用者に寄り添ったケアを行いたいと思います。

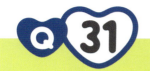

褥瘡のある人の栄養ケア計画書はどのように立てたらいいの？

川崎医科大学高齢者医療センター栄養室管理栄養士・主任介護支援専門員　**森光大**　もりみつ・だい

栄養ケア計画の視点・目標

　施設入所や在宅生活をしている人が新たに褥瘡を発症しそうな場合、また新たな入所者や病院から退院するときにすでに褥瘡がある場合があります。褥瘡のある人には、バランスのとれた食事や栄養に加えて、それぞれの病状に適した栄養素の提供が必要です。

栄養ケアの内容

　褥瘡のある人の治療とケアには、創部の除圧、創部のケア、栄養状態の改善の3本柱があります。これらを並行して行うことで悪化や合併症を予防して改善へと向かい、本人の日常生活動作（activities of daily living；ADL）を取り戻し、生活の質（quality of life；QOL）向上へつなげます。主治医からの指示に基づき、食事のエネルギー量を設定しますが、病院からの退院後にはじめて栄養ケア計画書を作成する場合には、病院で提供されていたエネルギー量が基本となります。しかし、入院中のリハビリテーションの状況など、運動による消費量を確認する必要があります。たとえば、入院中は安静状態で静脈栄養管理であった可能性もあります。施設入所後はリハビリテーションによる消費エネルギーが増加するため、エネルギー量とたんぱく質量を増やす必要があります。

多職種の役割

　創部の除圧、創部のケア、栄養状態の改善のためには多職種協働が基本です。創部の除圧に

はエアマットや低反発マットが使用される場合があります。寝たきりで自分で寝返りが困難な場合は、2時間おきの体位変換が必要です。介護職のマンパワー不足が顕著な現在では、自動体位変換機能つきエアマットを使用している施設もあると思われます。また、創部のケアは非常に重要です。ドレッシング材の塗布、ラップ療法など、看護師により適切に行われますが、創部を除圧して清潔を保ったとしても栄養状態が低下していると褥瘡は改善しません。褥瘡がある人は栄養状態が低下していることが多いので、可能な限り経口摂取で栄養状態の改善をめざします。さらには廃用性症候群の予防のために理学療法士による関節可動域（range of motion：ROM）のリハビリテーションが行われます。主治医から内服薬が処方されている場合には、確実な服薬のために看護師や介護職が配薬、服薬支援、確認を行います。

褥瘡の人の栄養ケア計画書

褥瘡の人の栄養ケア計画書を図1に示します。

🍂 本人および家族の意向

褥瘡がある人のなかには、自分の思いをはっきりと伝えられない場合もあります。「痛い」「治してほしい」などの発言があれば栄養ケア計画書に記載できますが、質問しても返事がない場合には、「問いかけるも返事はないが、痛そうにしている」と書くしかないときもあります。家族の誰から「褥瘡を治してほしい」と聞いたかを記載し、本人や家族に栄養ケア計画書について説明する際に、意向を反映し栄養ケア・マネジメントを実施していることが伝わる安心できる表現にしましょう。

🍂 課題（ニーズ）

栄養診断をイメージして、管理栄養士として栄養の専門的な立場から、褥瘡の原因など客観的な内容を記載します。本人・家族がやる気になるわかりやすい言葉で表現しましょう。

🍂 長期目標

できるかもしれない、またはできないかもしれない内容でもかまいません。なるべく本人・家族がやる気になる表現にします。褥瘡評価ツールである改定 DESIGN-R®2020 を用いて客観的な数値を書く場合もあります。

🍂 短期目標

多職種が担当することを書きましょう。医療的管理、創部のケア、食べるための口腔ケア、栄養状態の改善、創部の除圧などを設定します。褥瘡の状態は変化するため、看護師が実施する褥瘡のケアに関しては、看護師のケア計画書に詳細を記載し、栄養ケア計画書には具体的な

栄養ケア計画書

別紙2改

氏名：	殿	入所（院）日 :	年 月 日
		初回作成日 :	年 月 日
作成者：		作成（変更）日 :	年 月 日

利用者及び 家族の意向	本人：お尻が痛い 家族：褥瘡を治して、元気でいてほしい	説明と同意日 年 月 日
解決すべき課題 （ニーズ）	低栄養状態のリスク（ 中 ） 褥瘡ができてお尻が痛いので、治してほしい	サイン
長期目標と期間	褥瘡を改善して痛みから解放され、皮膚を清潔に保つ（6ヵ月）	続柄

短期目標と期間	栄養ケアの具体的内容	担当者	頻度	期間
①栄養補給・食事				
元気に生活するために十分な栄養を摂取する	Ene：1,400kcal、Pro：50g NaCl：10g、水分：1,500mL	管理栄養士 調理師 看護師	毎日	1ヵ月
補食を食べて栄養量を増やす	コラーゲンペプチド入りの補食を試して、本人が安定して摂取できるように種類を増やす。	介護職 家族 看護師	随時	
②栄養食事相談				
どうすれば、栄養がたくさんとれるか相談する	嗜好調査 残菜の内容チェック（残したものを記録する）	管理栄養士 調理師 看護師	毎日	1ヵ月
在宅時に食べ慣れたものを差し入れする	差し入れは、詰め所に届け出て食べたかどうか記録する	介護職 家族 看護師	随時	
③多職種による課題の解決など				
体位変換をしてもらい創部の除圧をする	エアマットを使用し、2時間おきに体位変換を行い創部の除圧をする（スタッフの手が足りないときには、体位変換機能つきエアマットを使用する）	看護師 介護職	毎日	1ヵ月
定期的な口腔ケアをしてもらい、食べやすい口腔環境を保つ	口腔ケアの実施 専門的な口腔ケアの実施	看護師 介護職 歯科衛生士	1/w	
特記事項	本人が好んで食べられる嗜好にあった補食を検討し、種類を増やす。			
備考				

図1 褥瘡のある人の栄養ケア計画書（記入例）

内容でも幅をもたせた表現にします。特記事項や備考欄を利用して複数の場合に対応できるようにしておくと、きめこまやかな支援が可能になります。

別紙様式5

褥瘡対策に関するスクリーニング・ケア計画書

（※）：任意項目

記入者名　〇　〇　　〇　〇

【利用者情報】

氏名	□□　□□		
生年月日	昭和　△△　年　△　月　△　日	保険者番号	◇◇◇◇◇◇
性別	☑男　　　□女	被保険者番号	〇〇〇〇〇〇〇〇〇〇

【基本情報】

要介護度	□要支援1　□要支援2　□要介護1　□要介護2　☑要介護3　□要介護4　□要介護5
障害高齢者の日常生活自立度	□自立　□J1　□J2　□A1　□A2　☑B1　□B2　□C1　□C2
認知症高齢者の日常生活自立度	□自立　☑I　□IIa　□IIb　□IIIa　□IIIb　□IV　□M
評価日	令和　〇　年　〇　月　〇　日
評価時点	□サービス利用開始時　☑サービス利用中　□サービス利用終了時

【褥瘡の有無】

□なし	□あり
	褥瘡発生日：　　年　　月　　日　□仙骨部　□坐骨部　□尾骨部　☑腸骨部　□大転子部　□踵部　□その他（　　　）

【危険因子の評価】

ADL		自立	一部介助	全介助	基本動作	寝返り	☑自立	□見守り	□一部介助	□全介助
	食事	☑10	□5	□0		座位の保持	□自立	□見守り	□一部介助	□全介助
	入浴	□5	□0	☑0		立ち上がり	□自立	□見守り	☑一部介助	□全介助
	更衣	□10	□5	☑0		立位の保持	□自立	□見守り	□一部介助	☑全介助
浮腫	☑なし　□あり				低栄養状態のリスクレベル（※）		□低　□中　☑高			
排せつの状況	おむつ		□なし　□夜間のみあり　□日中のみあり　☑終日あり							
	ポータブルトイレ		☑なし　□夜間のみあり　□日中のみあり　□終日あり							
	尿道カテーテル		☑なし　□あり							

上記の評価の結果、褥瘡ありの場合又は褥瘡発生のリスクが高い場合には褥瘡ケア計画を立案し実施する。

【褥瘡の状態の評価（褥瘡がある場合のみ評価）】

※褥瘡の状態の評価については「DESIGN-R®2020　褥瘡経過評価用」（一般社団法人　日本褥瘡学会）を参照

深さ	□d0：　皮膚損傷・発赤なし ☑d1：　持続する発赤 □d2：　真皮までの損傷	□D3：　皮下組織までの損傷 □D4：　皮下組織を越える損傷 □D5：　関節腔、体腔に至る損傷 □DDTI：深部損傷褥瘡（DTI）疑い □DU：　壊死組織で覆われ深さの判定が不能
滲出液	□e0：　なし □e1：　少量：毎日のドレッシング交換を要しない ☑e3：　中等量：1日1回のドレッシング交換を要する	□E6：　多量：1日2回以上のドレッシング交換を要する
大きさ	□s0：　皮膚損傷なし □s3：　4未満 □s6：　4以上　16未満 ☑s8：　16以上　36未満 □s9：　36以上　64未満 □s12：64以上　100未満	□S15：　100以上
炎症/感染	□i0：　局所の炎症徴候なし ☑i1：　局所の炎症徴候あり（創周囲の発赤・腫脹・熱感・疼痛）	□I3c：臨界的定着疑い（創面にぬめりがあり、浸出液が多い。 　　　　肉芽があれば、浮腫性で脆弱など） □I3：　局所の明らかな感染徴候あり（炎症徴候、膿、悪臭など） □I9：　全身的影響あり（発熱など）
肉芽組織	□g0：　創が治癒した場合、創の浅い場合、深部損傷褥瘡（DTI） 　　　　疑いの場合 □g1：　良性肉芽が創面の90%以上を占める □g3：　良性肉芽が創面の50%以上90%未満を占める	□G4：　良性肉芽が、創面の10%以上50%未満を占める □G5：　良性肉芽が、創面の10%未満を占める ☑G6：　良性肉芽が全く形成されていない
壊死組織	☑n0：　壊死組織なし	□N3：　柔らかい壊死組織あり □N6：　硬く厚い密着した壊死組織あり
ポケット	☑p0：　ポケットなし	□P6：　4未満 □P9：　4以上16未満 □P12：16以上36未満 □P24：36以上

図2　褥瘡対策に関するスクリーニング・ケア計画書（別紙様式5、記入例）①

【褥瘡ケア計画】

計画作成日　令和　○　年　○　月　○　日

留意する項目	計画の内容
体位変換の頻度	体位変換機能付エアマットを使用
関連職種が共同して取り組むべき事項（※）	・栄養状態の改善 ・創部の除圧と清潔ケア ・褥瘡リスクの高い部位と姿勢考慮し車いす乗車 ・口腔ケアの実施
評価を行う間隔（※）	2週間

圧迫、ズレ力の排除（※） （体位変換、体圧分散寝具、 頭部挙上方法、車椅子姿勢保持等）	ベッド上	体位変換機能付エアマット
	イス上	除圧クッション

スキンケア（※）	状態に合わせた創部ケアを実施する。
栄養状態改善（※）	嗜好調査を行い、食べられるものを増やすよう努める。 家族に好物を差し入れていただき、ナースステーションで衛生的に管理して食事の摂取量に影響しないように提供する。
リハビリテーション（※）	関節可動域改善・行える動作を利用した筋力維持・強化運動を週3回実施する。 褥瘡に不利な姿勢を評価し、クッション選択・看護ケアに共有する。
その他（※）	毎食後に介護または看護職による口腔ケアと週1回の歯科衛生士による口腔ケアを実施する。

上記の内容及びケア計画について説明を受け、理解した上で、ケア計画の実施を希望します。

令和　○年　○月　○日

氏名　○○　○○

図2　褥瘡対策に関するスクリーニング・ケア計画書（別紙様式5、記入例）②

🍃 備考欄

短期目標の内容の説明を記載するとわかりやすいでしょう。

褥瘡対策に関するスクリーニング・ケア計画書と評価のポイント

「令和6年度介護報酬改定」の際、厚生労働省に示された様式例に基づき、記入例を作成し

ました（図2）。各項目に応じて変化を観察して評価をしましょう。

　褥瘡の人の評価は、改定DESIGN-R®2020を用いて数値で行うと客観的に表現できます。栄養状態は、摂取量、体重、腹囲、上腕筋囲長（arm muscle circumference：AMC）を用いると数値で評価が可能です。ミールラウンドの様子や本人の意識レベル、家族やスタッフが感じた印象を記録することも、重要な客観的評価の一環と考えられます。

Q32 認知症がある人の栄養ケア計画書はどのように立てたらいいの？

医療法人社団久和会老人保健施設マイライフ尾根道管理栄養士 **藤浦美由紀** ふじうら・みゆき

高齢者施設の認知症患者

施設入所者の9割以上に認知症がある[1]といわれているため、認知症の理解なしの栄養ケア計画は成り立ちません。認知症には中核症状がありますが、摂食嚥下機能においても、食べはじめることができない（失認、失行）、食べるのを途中でやめる（集中力の低下）、食べたことを忘れる（短期記憶の低下）など同様です（図1）[2, 3]。

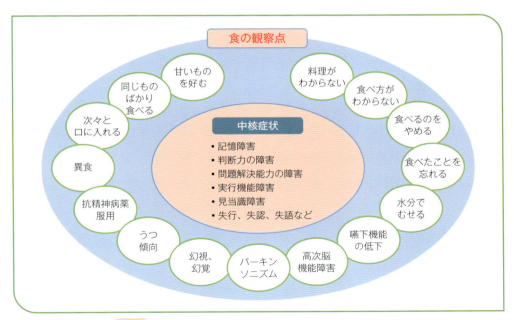

図1 認知症の中核症状と食の観察点（文献2、3を参考に作成）

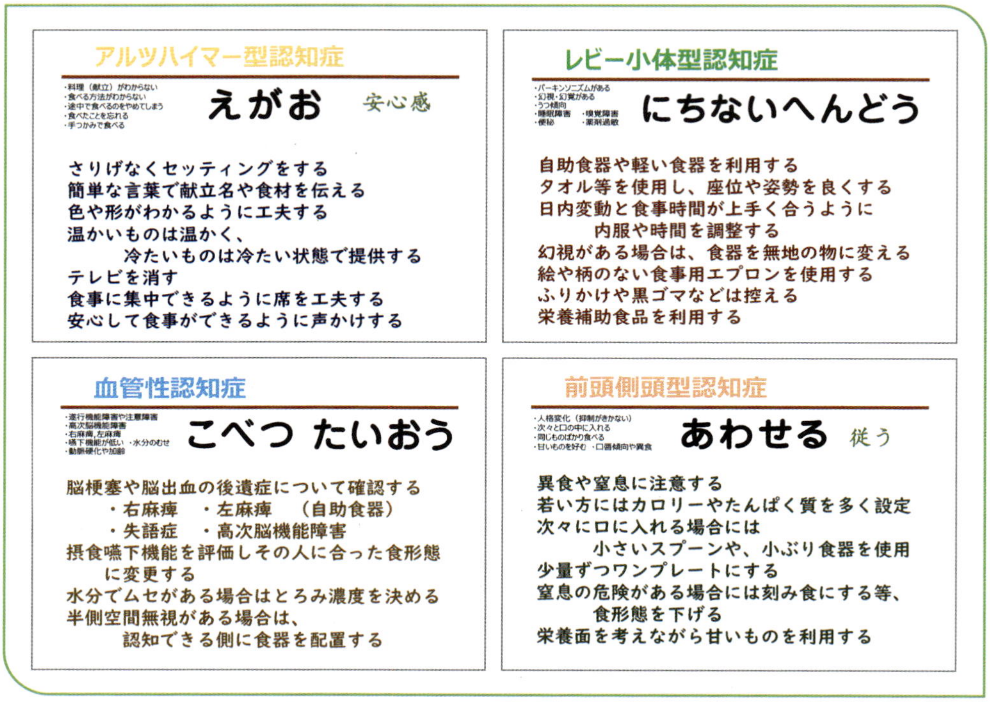

アルツハイマー型認知症

えがお 安心感

・料理（献立）がわからない
・食べる方法がわからない
・途中で食べるのをやめてしまう
・食べたことを忘れる
・手づかみで食べる

さりげなくセッティングをする
簡単な言葉で献立名や食材を伝える
色や形がわかるように工夫する
温かいものは温かく、
　　　　冷たいものは冷たい状態で提供する
テレビを消す
食事に集中できるように席を工夫する
安心して食事ができるように声かけする

レビー小体型認知症

にちないへんどう

・パーキンソニズムがある
・幻視・幻覚がある
・うつ傾向
・嚥下障害　　・嗅覚障害
・便秘　　　　・薬剤過敏

自助食器や軽い食器を利用する
タオル等を使用し、座位や姿勢を良くする
日内変動と食事時間が上手く合うように
　　　　　　内服や時間を調整する
幻視がある場合は、食器を無地の物に変える
絵や柄のない食事用エプロンを使用する
ふりかけや黒ゴマなどは控える
栄養補助食品を利用する

血管性認知症

こべつ たいおう

・進行機能障害や注意障害
・高次脳機能障害
・右麻痺,左麻痺
・嚥下機能が低い　・水分のむせ
・動脈硬化や加齢

脳梗塞や脳出血の後遺症について確認する
　・右麻痺　・左麻痺　（自助食器）
　・失語症　・高次脳機能障害
摂食嚥下機能を評価しその人に合った食形態
　に変更する
水分でムセがある場合はとろみ濃度を決める
半側空間無視がある場合は、
　　　　認知できる側に食器を配置する

前頭側頭型認知症

あわせる 従う

・人格変化（抑制がきかない）
・次々に口の中に入れる
・同じものばかり食べる
・甘いものを好む　・口癖傾向や異食

異食や窒息に注意する
若い方にはカロリーやたんぱく質を多く設定
次々に口に入れる場合には
　　　　小さいスプーンや、小ぶり食器を使用
少量ずつワンプレートにする
窒息の危険がある場合には刻み食にする等、
　　　　食形態を下げる
栄養面を考えながら甘いものを利用する

図2　4大認知症の特徴と対応例（文献3より）

軽度のアルツハイマー型認知症（Alzheimer's disease：AD）であれば失認への適切な対応により普通食も可能ですが、レビー小体型認知症（dementia with lewy bodies：DLB）は早い段階から嚥下障害がでてきます。血管性認知症（vascular dementia：VaD）は脳の障害を受けた場所により水分の誤嚥や麻痺、半側空間無視があり、前頭側頭型認知症（frontotemporal dementia：FTD）は窒息のリスクが高くなります（図2）[3]。また、診断はなくても認知機能が低い人、複数の認知症を患っている人など多種多様です。

認知症患者の多くは抗精神病薬や抗認知症薬を服薬しており、それらは嚥下障害などの副作用があります[4]。管理栄養士は処方薬を確認し、それに応じたモニタリングを行い食形態などを検討し実行します。

当施設では15項目からなる「認知症の食支援チェックリスト」（表）[5]を用いて問題点を把握し、栄養ケア計画書を作成しています。

表 Aさんの認知症の食支援チェックリスト

1	料理／献立がわからない	
2	食べる方法がわからない	
3	途中で食べるのをやめてしまう	
4	食べたことを忘れる、または食べることを忘れる	✓
5	水分でむせる	✓
6	嚥下機能低下がある	✓
7	高次脳機能障害がある	
8	パーキンソニズムがある	✓
9	幻視・幻覚がある	✓
10	うつ傾向にある・食欲が低下している	✓
11	抗精神病薬・抗認知症薬を使用している、または使用していた	✓
12	異食がある	
13	次々と口の中に入れる・早食い	
14	同じものばかりを食べる	
15	甘いものを好む	✓
課題	・レビー小体型認知症による失認、振戦、幻視 ・咀嚼機能、嚥下機能の低下 ・口腔内の炎症	

＊7は1〜4以外の高次脳機能障害

認知症がある人の栄養ケア計画書の例

Aさん、レビー小体型認知症、男性、80歳代、要介護3。Aさんの栄養ケア計画書を図3に示します。

DLBの特徴であるパーキンソニズムや、便秘、嚥下障害、幻視を考慮しながら作成しました。歯科介入中のため食形態を下げた内容になっています。そのため、治癒後は速やかに機能を再評価し、食における生活の質（quality of life：QOL）が低下しないように考えているむねも記載しました。

栄養ケア・経口移行・経口維持計画書（施設）

マイライフ尾根道　（入所）

氏名　：　　**Ａ**　　　　様	入所（院）日：　△ 年 ○月 7日
	初回作成日　：　△ 年 ○月 9日
作成者　：　藤浦 美由紀　　（管理栄養士）	作成（変更）日：△年 ○月 10日

利用者及び家族の意向	本人：自宅へ戻りたい 妻　：しっかり食べて体重が減らないようにしてほしい 　　　転倒せずに歩けるか不安があるので、歩く能力を維持してほしい	説 明 日 △ 年 ○月 10日

解決すべき課題 （ニーズ）	低栄養状態のリスク　　□ 低　　　☑ 中　　　　□ 高 ・低栄養のため、栄養状態を改善する必要がある　（BMI 17.0、血清アルブミン3.2g/dL） ・機能に合う食形態により安全に経口摂取を維持する必要がある　　　・歯肉炎で痛みがある

長期目標と期間	・食事摂取量の安定により栄養状態を改善する　　　・体重増加（+3.0kg） ・摂食嚥下機能や認知機能に合う対応により、経口摂取を維持する　・歯肉炎の治療	6ヵ月

分類	短期目標	栄養ケアの具体的内容	担当者	頻度	期間
①栄養補給・食事	食事摂取量の安定による栄養状態の改善	・セッティングや声かけにより経口摂取ができていますので、食事摂取量が安定するように対応いたします。 　給与栄養目標量 　　（エネルギー1,530kcal、　たんぱく質56.2g、　水分1,600mL）	管理栄養士 看護師 介護士	毎日	△年○月10日～○月10日（3ヵ月）
	対応による摂取の安定	・体重測定を行い、栄養状態の経過をみていきます。 ・支援のもと、食事を摂って栄養状態をよくします。 ・牛乳は以前から好まないため、ヨーグルトに変更します。（嗜好）	介護士他 本人 管理栄養士	1回/月 毎日	
②栄養食事相談	適切な食形態、対応による摂取量の安定	・摂食嚥下機能や認知機能に合わせ「全粥、ソフト菜、刻み」の食形態で提供します。　　＜学会分類コード3＞ ・水分にはとろみをつけて提供します。　　＜学会分類：薄いとろみ＞ ・パンは、機能に合わせ「パン粥」に変更します。 ・めん類は、やわらかい和風めんのときのみ提供します。（うどん、和そば、そうめん） ・やや手の振戦があるため、自助食器に盛りつけます。	管理栄養士 言語聴覚士 介護士 調理師 調理師 調理員	毎日 毎日	△年○月10日～○月10日（1ヵ月）
④経口維持の支援	経口摂取が維持できる （経口維持多職種会議） 歯肉炎の治療 口腔内を清潔に維持する	・口から安全に食べ続けることができるための多職種会議を行います。 　（食べるときの姿勢、食形態やとろみ濃度の検討、食事介助方法など） ・歯肉炎治療のため、訪問歯科につなぎます。 ・口腔内の衛生状態が良好に保てるように口腔ケアを行います。 ・専門家による口腔ケアを実施します。	管理栄養士 言語聴覚士 理学療法士 支援相談員 看護・介護 歯科衛生士	1回/月以上 必要時 毎日 1回/週	△年○月10日～○月10日（3ヵ月）
⑤課題の多職種による解決	排便コントロール 認知症への対応 日内変動への対応 坐位への対応 幻視への対応	・便秘傾向のため、排便コントロールを行います。 ・穏やかに過ごせるように、認知機能に寄り添う対応を行います。 ・日内変動があるため、抗パーキンソン病薬の内服時間を調整します。 ・身体の傾きがあるときは、坐位が安定するように多職種でかかわります。 ・食事用エプロンは「無地」のものを使用します。	看護師ほか 看護師ほか 医師・看護師 理学療法士ほか 介護士	随時 毎日 毎日	△年○月10日～○月10日（1ヵ月）

特記事項	＊訪問歯科との契約は支援相談員が対応いたします。歯肉炎治癒後、多職種会議で食形態のアップを検討します。

算定加算：　　□ 栄養マネジメント強化加算　　　□ 経口移行加算　　☑ 経口維持加算（☑Ⅰ ☑Ⅱ）　　　□ 療養食加算

図3 認知症のある人（Aさん）の栄養ケア計画書例

引用・参考文献

1) 厚生労働省. "介護保険施設の利用者の状況". 平成28年介護サービス施設・事業所調査の概況. (https://www.mhlw.go.jp/toukei/saikin/hw/kaigo/service16/, 2025年2月閲覧).

2) 認知症ねっと. 認知症の中核症状と行動・心理症状（BPSD/周辺症状）. (https://info.ninchisho.net/symptom/s10, 2025年2月閲覧).

3) 藤浦美由紀. "認知症がある人の栄養ケア計画書はどのように立てたらいいの?". 栄養ケア・マネジメントのギモンQ&A45：令和3年度介護報酬改定対応! ニュートリションケア2022年春季増刊. 森光大編. 大阪, メディカ出版, 2022, 81-3.

4) 野原幹司. "食欲を改善・低下させる薬剤". 薬からの摂食嚥下臨床実践メソッド：シンプルなロジックですぐできる. 東京, じほう, 2020, 64-82.

5) 藤浦美由紀. ミールラウンドの実際：「認知症の食支援チェックリスト」を用いた高齢者施設での症例. ニュートリションケア. 17 (5), 2024, 482-8.

Q33

終末期の人の栄養ケア計画書はどのように立てたらいいの？

社会福祉法人鷲山会特別養護老人ホーム岡山シルバーセンター管理栄養士 **窪田紀之** くぼた・のりゆき

悔いが残らないような介護、支援をめざす

Q15（57ページ）でも触れましたが、終末期の入所者に対しては状態によっては積極的な栄養介入ができないケースがあります。このようなケースでは、食事摂取量や食事内容にこだわらず、本人が食べたいときに食べたいものを食べられる環境整備をすすめます。また、家族を含めた多職種の共同により、残された時間を有意義に使うことができるように、悔いが残らないような介護、支援をめざします。本稿では、心不全の既往があり、入退院をくり返した後に施設で看取り介護を実施した症例を紹介します。

症例：施設における看取り介護

利用者紹介

Aさん、80歳代、男性、要介護4。現歴として2型糖尿病、慢性心不全があります。身長160.0cm、体重54.3kg、BMI 21.2kg/m^{2}で、5日間に2.4kgの体重増加があります。食事は常食を提供していましたが、胸痛の継続と全身の浮腫により食欲の著しい低下がありました。

経過

回診にて状態を報告し、主治医より看取り介護へ移行の指示がありました。本人の要望としては、「病院へ入院はしたくない、このままここで最期を迎えたい」「ビールが飲みたい」といった内容でした。家族も本人の状態や要望に納得をしており、看取り介護への同意を得ました。

結果

看取り介護へ移行後に食事内容の調整を行い、主食は全粥、副食はミンチ食へ変更し、量も

栄養ケア・経口移行・経口維持計画書

氏名：	Ａ 様	入所（院）日：			
		初 回 作 成 日 ：			
作成者：窪田　紀之		作 成 （ 変 更 ） 日 ：	年	月	日

利用者及び家族の意向	ご本人：このまま施設で最期を迎えたい。今は起きられないほどしんどいが、しきりに「ビールを飲みたい」と訴える。 ご長男：家族としては医療機関へ行って治療してもらいたいが、本人が「行かない」というので仕方がない。何が起こっても受け入れる。	説明日
解決すべき課題 （ニーズ）	低栄養状態のリスク　　　□低　　　□中　　　■高 ・食欲の著しい低下があり、低栄養リスクは「高リスク」。 ・2.4kg/5日間の体重増加がある。心不全の増悪により、体調がすぐれない。	
長期目標と期間	・自分の好きな食品、飲料を少しでも食べることができる。（1ヵ月）	

分類	短期目標と期間	栄養ケアの具体的内容（頻度、期間）	担当者
①栄養補給・食事	ご本人が食べられる量を食べることができる。（1ヵ月）	・エネルギー：750kcal、たんぱく質：27.5g、水分：1000mLの食事、おやつを準備します。	管理栄養士
		・食事形態は、主食：全粥（100g）、副食：ミンチ食（1/2量）を準備します。	調理員
		・週に3回以上、食事状況を観察し、必要に応じて食形態、内容を調整します。	管理栄養士
		・月に2回、体重を測定します。（体調不良時は未実施）	管理栄養士 看護師
②栄養食事相談	ご本人が食べたいものを安楽に食べることができる。（1ヵ月）	・食事時にはベッド上で、枕やクッションを用いて飲み込みやすい姿勢を保持します。	介護職員
		・食後は職員が口腔ケアを行います。	看護師 介護職員
		・**ご家族が持参される食品は、ご本人が安全に食べられるように加工します。**	**管理栄養士**
⑤多職種の解決による課題	ビールがおいしく飲める（1ヵ月）	・ビールとグラスを冷やし、希望時に提供します。	介護職員
		・クッションなどを利用し、飲みやすい姿勢の保持に努めます。	介護職員
特記事項		ご持参いただく食品は、管理栄養士が安全に口にできる形状に加工いたします。昔から好きだったもの、今食べてほしいと思うものがありましたら、気兼ねなくご持参、ご相談ください。	

※①栄養補給・食事、②栄養食事相談、③経口移行の支援、④経口維持の支援、⑤多職種による課題の解決など

算定加算：■栄養マネジメント強化加算　□経口移行加算　□経口維持加算（□Ⅰ　□Ⅱ）　□療養食加算

図1　栄養ケア・経口移行・経口維持計画書の記入例（看取り介護）

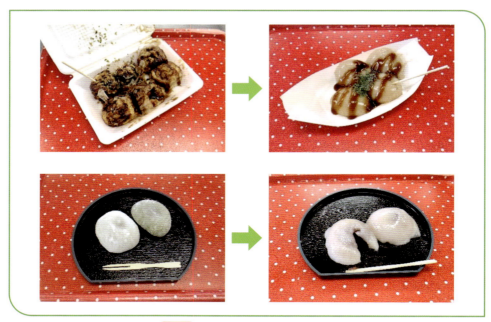

図2 差し入れの嚥下調整食への展開

たこ焼きはだし汁を加えてミキサーにかける。ゲル化剤を加えた後に加熱し、「たこ焼き型」に流し入れて成形した。大福はなかのあんこを取り出し、白湯を加えてミキサーにかける。ゲル化剤を加えて加熱し、「半球状のシリコン型」に流し、取り出したあんこを詰め直して成形した。

半分ほどにしました。ビールは小さい缶を準備し、希望時に提供をしました（図1）。家族からの差し入れには、昔から本人が好きだったたこ焼きや大福がありました。しかし、飲み込む力が低下しておりそのまま食べることは危険であると判断し、管理栄養士が安全に口にできるかたちへ加工をしました（図2）。

　看取り介護開始から5日後、急激に状態が悪化し意識レベルの低下がありました。それでも覚醒時には「ビールが飲みたい」といわれ、スワブにてビールを口に含み、味わってもらいました。その夜間帯に施設職員に見守られながら、旅立たれました。

　本症例では、本人の「ここで最期を迎えたい」「ビールを飲みたい」という要望に応えるため、多職種で連携を図りながら看取り介護を実施しました。差し入れの加工により、家族や本人の満足感につながりました。筆者は終末期の栄養ケア、介護において「後悔をしないこと」が重要であると考えています。あとから「あれが食べたかった」「あのときに食べさせてあげたらよかった」と思わないように、本人や家族、そして管理栄養士を含む介護従事者全員が「後悔をしない」ように、「寄り添った介護」に努めていきたいです。

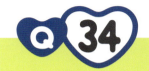

障害者支援施設での栄養ケア計画書はどのように立てたらいいの？

広島県福山市障害者支援施設管理栄養士　**濵野芳貴** はまの・よしき

障害者支援施設における栄養ケア計画とは

栄養ケア計画の視点・目標

　障害者支援施設には身体障害、知的障害、精神障害、発達障害の人がいます。以前は障害者支援施設というと若い人が多かった印象がありますが、寿命の延伸とともに障害のある状態で高齢者になっている人も少なくありません。それぞれに適した食事提供が必要となり、健康が継続できれば日常生活動作（activities of daily living：ADL）が保たれ、生活の質（quality of life：QOL）の維持ができ、自立支援がめざせます。

栄養ケアの内容

　障害者支援施設で行う栄養ケアは多岐にわたります。しかし、身体的な病気をもつ人は少なく、成人まではメタボリックシンドロームの予防、高齢になるにつれてフレイルの予防が必要となることが一般的です。食事のエネルギー量を設定しますが、年齢、性別、身体活動をアセスメントして、一人ひとり設定します。そして、毎月の体重測定により提供エネルギー量が適切かどうかを評価します。

多職種の役割

　病院や高齢者施設に比べると施設にいる職種も異なります。とくにリハビリテーションスタッフや介護職は少なく、生活支援員が多くを占めます。障害者のなかには、食べこぼしや盗食などがある人もいます。一人ひとりが十分な栄養を摂取できるよう、食事のセッティングや自助具が必要な場合もあるため、多職種で検討します。

　また、障害者の両親は本人に対して優しい場合が多く、「食べることしか楽しみがない」と思い込んでいる場合もあり、肥満傾向の人がみられます。施設では、本人にとって何が幸せかを

みつけ出し、本人らしく生きる手伝いができるとよいでしょう。

障害者支援施設における栄養ケア計画書の記入例

障害者支援施設における栄養ケア計画書の記入例を図に示します。栄養ケア計画を立てる際のポイントを以下に述べます。

本人および家族の意向

この欄には、本人から直接聞いた言葉や、家族から聞いた言葉をそのまま記入します。「自閉症のため食べものにこだわりがある。無理に食事を食べさせないでほしい」「リハビリテーションをして自力で食事がとれるようになってほしい」などです。本人や家族に説明したときに、意向を理解してもらったうえで食事が提供されていると感じられる表現がよいでしょう。

自分の意思を言葉などではっきり伝えられない利用者もいますが、重度の障害があってもかならず意思はあります。その表現方法が十分に育まれていないか、把握方法がみつかっていないだけです。障害者支援施設の管理栄養士は、本人の意向について、時間と関係性があればかならずひき出すことができるという立場に立つことが重要です。家族や後見人の意向だけでなく、本人の意思を掘り起こす努力が必要となります。利用者の意向が確認できなければ、周囲の人からの情報収集や、可能な限り複数の人の意見やかかわりによって意思を把握します。それでもむずかしい場合は、利用者の最善の利益に基づいて記入します。

解決すべき課題（ニーズ）

身体状況（肥満、痩せなど）、臨床検査データ、栄養補給の状況、必要栄養量の算出、食事の留意事項（療養食の指示、食形態、嗜好、薬剤に影響を与える食品、アレルギー、環境など）、多職種による栄養ケアの課題など、栄養診断をイメージして、管理栄養士という栄養の専門的な立場からの客観的な内容を本人や家族がやる気になるようなわかりやすい表現を用いて記載します。

長期目標

自己実現の目標、QOLに関連した主観的健康感にかかわるもの、栄養状態や食行動にかかわることを目標に落とし込んで記載します。本人や家族がやる気になる表現がよいでしょう。変化のない施設内の生活では、「本人らしい生活を継続する」という表現もやむをえませんが、なるべく個別性を重視した表現に努めましょう。

短期目標

できるだけ具体的に、定量的評価ができるように設定します。達成される行動の変化は何か、

栄養ケア計画書

別紙2改

氏名：		殿	入所（院）日 ：	○○年 ○月 ○日
			初回作成日 ：	△△年 △月 △日
作成者：			作成（変更）日：	年 月 日

利用者及び家族の意向	本人：おやつが食べたい。 母親：食べることが好きなので、体調を見守りながら、食事をしっかり食べてほしい。おやつなどが購入できるような外出する機会をつくってほしい。	説明と同意日 □年 □月 □日
解決すべき課題（ニーズ）	低栄養状態のリスク（ 低 ） 食べこぼしや盗食、偏食があるも可食傾向があり、肥満傾向である。	サイン ○○ ○○
長期目標と期間	精神面に配慮しながら、穏やかな生活が過ごしたい。（1年間）	続柄 母

短期目標と期間	栄養ケアの具体的内容	担当者	頻度	期間
①栄養補給・食事				
なるべくバランスよく十分な栄養を摂取する。	Ene：2,000kcal、Pro：65g、 NaCl：10g、水分：1,500mL 食べこぼしを軽減するためお盆を使用し、食形態は一口大、水分は安定する柄つきコップを使用するなど、食器を手でもって捕食できるようにする。	管理栄養士 調理員	毎日	3ヵ月
②栄養食事相談				
食事を楽しむ。	おかわりを楽しみにされているため、主食や汁ものは分量を2回に分けて準備しておかわりすることで満足感につながるよう配慮する。	調理員	毎日	3ヵ月
落ち着いて食べられる食環境に努める。	食行動や精神面を考慮したうえで、少人数での喫食環境をセッティングする。座席は個人机を使用して集中力を図る。	生活支援員		
③多職種による課題の解決など				
体調を管理する。	定期的に体重を測定し、変動を把握して必要に応じて対応をする。	看護師	月1回	3ヵ月
	身体活動量の増加を目的に歩行の支援をする。	生活支援員	随時	
	健康診断を実施する。	医師	年1回	
	歯科健診を実施し、必要があれば治療する。	歯科医・歯科衛生士	年1回	
特記事項	体重の増加を予防するため、おやつにナッツ系、甘味料を使った0kcalのジュース、グミなどを母親に差し入れてもらい、管理栄養士と生活支援員が相談して本人の希望に応じて提供する。			
備考				

図 障害者支援施設における栄養ケア計画書の記入例（知的障害がある人）

どの程度の変化を期待するのか、いつまでに変化が起こるのか、そのために何（物、金、人）が必要かなどを具体的に記載します。また、実現可能である事柄を設定します。「こうあってほしい」「こうなるようにしたい」という、実現できるかどうか不明な期待ではなく、「目標」は具体的で業務上実現可能なものとし、目標と現実のギャップが解決すべき「問題」となります。そして、最優先項目を設定しましょう。長期目標や短期目標が問題の大きさと実現可能な順から検討され、実行可能で優先的に解決すべき問題を確認します。優先順位を設定する際には、利用者が生活していくうえでもっとも困ることを最優先とします。たとえば、栄養補給よりも心の問題の解決が最優先となる場合もあります。

また、本人やスタッフができることをわかりやすく表現しましょう。内容には具体的にどの職種が何をどのような頻度で行うかを記載し、本人が安心して安全に過ごせるよう支援することを目標とします。

評価のポイント

もともと何か悪いところがあれば改善することが目標になり、改善されたかどうかを評価できますが、障害者支援施設では事故がなく安全に変わらず過ごすことがよいことである場合もあります。何が変わらないのがよいことなのかを評価できればよいでしょう。

障害者支援施設における管理栄養士の役割

最初に述べたとおり、「障害」といってもさまざまです。何の障害をもっているかを判断し、障害の種類を明確に分けて支援や食事提供を行うことは非常にむずかしいです。障害特性や困りごと（課題）は一人ひとり異なり、障害が併存していたり、障害ごとの特徴が少しずつ重なり合っていることも多いからです。障害の症状や原因によってとるべき対応も異なるため、利用者をしっかりと理解しなければなりません。また、年齢、環境、時期によって目立つ症状が変わるため、そのつど、その人に適した支援や食事提供が必要となります。

重要なことは、その人がどのようなことができて、何が苦手なのか、どのような魅力があるのか、得意なことは何かなど、その人自身に目を向け、一人ひとりの症状や状況に適した対応法や支援、食事提供を実行することです。その人のニーズや障害の特性を理解して対応することが大切です。ふだんから利用者にかかわっている生活支援員などから情報収集するだけでなく、管理栄養士が食事の時間や生活の場に赴き、本人の様子をみたり、かかわったりすることで、よりよい栄養ケア計画書の作成ができ、適切な支援や食事提供を行うことにつながると考えます。

第4章

栄養ケアの
すすめかた

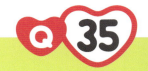

定期的な血液検査ができないときは、栄養アセスメントはどうするの？

特定非営利活動法人はみんぐ南河内機能強化型認定栄養ケア・ステーションからふる代表
時岡奈穂子 ときおか・なほこ

フィジカルアセスメントを含めた多角的な栄養アセスメント

　アセスメントとは「評価」を意味します。栄養管理プロセスでは栄養ケア・マネジメントにおける栄養アセスメントを「栄養評価」と「栄養診断」に分けていますが[1]、さまざまなアセスメント項目による情報から客観的に栄養状態の評価を行い支援することは、たいへん重要です。

　血液検査による生化学的なデータからは、疾患や栄養の状態がわかります。しかし、状態が安定している施設入居者や在宅療養者などは、短期間での頻回な血液検査を行わない場合があります。そのような場合は、血液検査以外の食事摂取や排泄の状況、身体計測値などのフィジカルアセスメント、日常の活動内容やメンタル面の変化などによって多角的に栄養アセスメントを行うことが重要です。

　とくにフィジカルアセスメントは、栄養状態が身体にサインとして現れていることを評価でき、全身的な栄養状態や個別栄養素の過不足の理解に役立ちます。具体的には、血圧や呼吸数などのバイタルサイン、体重や腹囲、下腿周囲長などの身体計測値の推移、皮膚や毛髪の状況などを評価していきます。

「ちょっとおかしい？」と感じたら

　フィジカルアセスメントにより栄養状態を確認するとともに、異常を感じた場合は早期に多職種と情報共有することが大切です。筆者が居宅療養管理指導を担当したケースでは、喫食時に計測していたSpO_2（酸素飽和度）がいつもより低いため医師に報告し、診察により肺炎が

表 管理栄養士が行うフィジカルアセスメントの例

区分	項目		アセスメント
喫食の負担に関係するもの	心拍数		喫食が負担であれば増加する場合がある
	SpO$_2$（酸素飽和度）		喫食が負担であれば低下する場合がある
	嚥下音		強弱、異常音、タイミングのずれなど嚥下異常への気づき
	嚥下前後の頸部聴診		異常音があれば咽頭残留、逆流の可能性がある
疾患に関係するもの	浮腫		心疾患、腎疾患、低栄養（低 Alb）など
	心拍数		増加：心肺機能の低下、貧血など
	SpO$_2$（酸素飽和度）		減少：心肺機能の低下など
身体組成を反映するもの	体重		エネルギー出納、浮腫
	下腿周囲長		筋肉量、浮腫
	上腕筋面積		筋肉量
	腹囲		エネルギー出納、内臓脂肪量、クワシオルコル型低栄養（たんぱく質不足）
栄養素の不足が考えられるもの	皮膚	乾燥・鱗屑・落屑・セロファン様	たんぱく質、ビタミン A、ビタミン B 群、亜鉛、必須脂肪酸、水分（ツルゴール反応 2 秒以上）
		紫斑	たんぱく質、ビタミン C、ビタミン K、亜鉛、必須脂肪酸
		皮膚炎	ビタミン A、ビオチン、ナイアシン、ビタミン C、亜鉛
	頭髪	脱毛	たんぱく質、ビタミン B$_2$、ビタミン B$_6$、ビタミン C、ビタミン E、亜鉛、必須脂肪酸
		脱色やパサつき	銅、鉄、ヨウ素、カルシウム
	爪	スプーン状	たんぱく質、鉄
		脱水	水分（毛細血管再充満時間［CRT］2 秒以上）

わかり入院につながったこともありました。気づいた異常に対しては「気のせいではないか」と先送りにせず、命を守るためにも早急に対処しましょう。私たち管理栄養士は栄養管理の専門職であり、診察はできないため、気づいたことが気のせいで「何事もなかった」のであれば、それは「何事もなくてよかった」ことです。気づいたときはかならず医師に報告しましょう。

　また、療養者が栄養状態を維持できている場合、患者・利用者や支援者にとっては、適切なフィジカルアセスメントが、管理栄養士が行うソーシャルサポートのうちの評価的サポートの

位置づけとなります。ソーシャルサポートは患者・利用者が主体的に栄養課題と向き合うための行動変容に大きく影響します。その意味でもていねいなフィジカルアセスメントを心がけていきたいものです。

管理栄養士が行うフィジカルアセスメントの例を**表**にまとめました。大きくは「喫食の負担に関係するもの」「疾患に関係するもの」「身体組成を反映するもの」「栄養素の不足が考えられるもの」に分けられます。気づきとして参考にしてください。

実際に身体に触れてみる

管理栄養士は患者や利用者の身体に触れることに慣れていませんが、フィジカルアセスメントはぜひできるようになりましょう。座学や書籍から得た知識だけでは、フィジカルアセスメントを実際に行うことはむずかしいと思います。最初は職場の同僚や友人、家族などに協力してもらうとよいでしょう。多くの健康な人の身体の状況をみせてもらい、慣れておくことで、患者・利用者のフィジカルアセスメントを行う際に、異常や変化に気づきやすくなります。

引用・参考文献

1) 木戸康博. "栄養管理プロセスの概要：栄養管理プロセスの活用". 栄養管理プロセス. 第2版. 木戸康博ほか編. 栄養管理プロセス研究会監修. 東京, 第一出版, 2021, 10-3.

Q36

経管栄養による栄養のみで変化のない人への介入はどうしたらいいの？

川崎医科大学高齢者医療センター栄養室管理栄養士・主任介護支援専門員　**森光大** もりみつ・だい

経管栄養による栄養のみで変化のない人への スクリーニング・アセスメント

　誤嚥性肺炎をくり返したり、認知症の進行や意識レベルの低下により胃瘻を造設し、施設入所している人も少なくありません。病院から介護保険施設へ入所になる場合には経鼻経管栄養では受け入れがむずかしく、胃瘻であれば受け入れ可能という話もよく耳にします。本稿では、胃瘻による栄養補給を行っている利用者の例を述べます。

　経管栄養で体重減少・増加、下痢・嘔吐、胃瘻部の問題（栄養剤の漏れ、一部が腫れるなど）がある場合には、アセスメントを行い、課題に対するケアプランを立案して、モニタリングおよび評価を行います。しかし、状態が安定している人もいます。このような変化のない人には、どのような栄養ケア・マネジメントを行ったらよいのでしょうか。

　栄養ケア・マネジメントは入所者全員に行います。病院または在宅から入所時に経管栄養による栄養のみの人にも同様にスクリーニングとアセスメントを行います。安定していても、胃瘻を造設している場合はスクリーニング時に高リスクと判断されます。

　低栄養状態のリスクが中リスク者のうち、経口による食事摂取を行っておらず、栄養補給法以外のリスク分類に該当しない場合は、低リスク者に準じて対応します[1]。つまり、スクリーニング時に栄養補給法が経腸栄養法や静脈栄養法の場合には中リスク以上が予想されますが、ボディマス指数（body mass index：BMI）や体重減少率に問題がなく、褥瘡がなければ、低リスクとして栄養ケア・マネジメントを行ってよいと言い換えられます。

Nutrition Care 2025 春季増刊　**135**

経管栄養による栄養のみで変化のない人のカンファレンス

入所前と同じ濃厚流動食を同じ頻度で同量で実施するのであれば、まずは安定した状態が維持されると予測し、カンファレンスの参加者による協議の結果、低リスクと判断し、低リスク者として栄養ケア・マネジメントを実施することも可能です。しかし、環境が変わったため、しばらくは高リスク管理で栄養ケア・マネジメントを実施する必要があるとの結論になることもあります。医師をはじめ、多職種の視点による協議によって決定します。そして、安全性を重視して高リスクで栄養ケア・マネジメントを開始した人も、1ヵ月間安定していれば、その後のカンファレンスで低リスクに変更することもあります。

経管栄養による栄養のみで変化のない人の栄養ケア計画書

栄養ケア計画の視点

栄養ケア計画書には、指示栄養量、体重、消化器系および代謝性合併症、胃瘻部のスキントラブルに関するモニタリング内容を記載します。栄養状態および合併症の問題やトラブルが発生した場合は速やかに対応します。

モニタリング

胃瘻による経腸栄養チェックリスト（表）を活用してモニタリングを行うとよいでしょう。本人の体調、胃瘻部、口腔内をチェックします。観察項目が多岐にわたるため、1回のミールラウンドで全項目を確認することはむずかしく、多職種協働により1週間、または安定していれば隔週でチェックするとよいでしょう。アクシデントが発生した場合はその内容を記録しますが、安定している場合も記録として残しておきます。

評価

モニタリング表に問題のないことが定期的に記録されている結果を踏まえて、3ヵ月に1回の評価で「安定している」ことを評価できます。

少しでも経口摂取を希望した場合は？

経口移行加算（Q9、39ページ）の対象になりますが、6ヵ月を過ぎても経口摂取への移行がむずかしい場合、必要な栄養と水分は胃瘻（経管栄養）から補いながら、経口では本人が楽しめる好きな食べものを少量提供し、味や香りを楽しむ時間をもつことが大切です（図）。これ

表 胃瘻による経腸栄養チェックリスト（モニタリング表）

月日	○/2 (月)	○/3 (火)	○/4 (水)	○/5 (木)	○/6 (金)	○/7 (土)	○/8 (日)
身長（cm）	145						
体重（kg）			45				
BMI			21.4				
体温（℃）	36.3	36.1	36.4	36.0	35.9	36.4	36.1
血圧	123/67	118/71	121/74	119/69	124/75	122/73	120/72
濃厚流動	（製品名）	（製品名）	（製品名）	（製品名）	（製品名）	（製品名）	（製品名）
摂取エネルギー	1,200	1,200	1,200	1,200	1,200	1,200	1,200
水分摂取量（mL）	1,000	1,000	1,000	1,000	1,000	1,000	1,000
尿量（mL）	1,500	1,400	1,500	1,450	1,500	1,500	1,400
嘔吐	－	－	－	－	－	－	－
排便	片手	－	片手	片手	－	両手	片手
下痢	－	－	－	－	－	－	－
顔色	N	N	N	N	N	N	N
皮膚の状態	N	N	N	N	N	N	N
浮腫	－	－	－	－	－	－	－
褥瘡の有無	－	－	－	－	－	－	－
胃瘻清潔ケア	○	○	○	○	○	○	○
胃瘻の漏れ	－	－	－	－	－	－	－
胃瘻部肉芽	－	－	－	－	－	－	－
逆流	－	－	－	－	－	－	－
口腔ケア	○	○	○	○	○	○	○
口腔内	N						
舌苔の有無	N						
痰の有無	－	－	－	－	－	－	－
備考							

N：ノーマル（普通）としてチェックする。

別紙様式4-2改

栄養ケア・経口移行・経口維持計画書（施設）

氏名：	殿	ID
		初回作成日： 年 月 日
作成者：		作成（変更）日： 年 月 日

利用者及び家族の意向	本人：日本酒を飲みたい。 長女：好きだったものをお楽しみ程度に味あわせたい。	説明と同意日 〇年〇月〇日
解決すべき課題（ニーズ）	低栄養状態のリスク（　低　） 安全に好きだったものを味わって楽しみをもって過ごしたい。	
長期目標と期間	経腸栄養のトラブルや合併症を予防して施設で穏やかに楽しく過ごす。	6ヵ月

短期目標と期間	栄養ケアの具体的内容	担当者	頻度	期間
①栄養補給・食事				
十分な栄養を補給する。	エネルギー1,200kcal、たんぱく質50gの濃厚流動食を3回に分けて胃瘻から注入する。	管理栄養士看護師	毎日	3ヵ月
十分な水分をとる。	3回の注入前に150mLの白湯を注入する。 注入後50mLでフラッシュして水分を補給する。	看護師	毎日	3ヵ月
②栄養食事相談				
日本酒を楽しむ。	家族が面会時に、舌の上に日本酒をストローで1滴たらして楽しむ。	本人長女看護師	毎日	3ヵ月
	日本酒を差し入れる。	長女	随時	3ヵ月
③多職種による課題の解決など				
医療的な管理を受ける。	全身管理と急変時の対応（診察、内服検討、往診など）。	医　師	月1回	3ヵ月
確実に内服する。	声かけ、配薬、確認の実施。	看護師	毎日	3ヵ月
バイタルチェック、胃瘻部の観察。	血圧測定、全身状態の観察（皮膚の状態など）。	看護師	毎日	3ヵ月
衛生的で安全な生活支援。	身体介護（移動、移乗）、清潔管理（入浴支援）。	看護師介護職	毎日	3ヵ月
口腔内を衛生的に保つ。	定期的な口腔ケアを実施する。	看護師介護職	毎日	3ヵ月
	専門的な口腔ケアを実施する。	歯科衛生士	週1回	3ヵ月
特記事項	日本酒は長女が差し入れて、ナースステーションにて管理する。長女が来所時に、看護師が同席して1滴ずつを3回までとして日本酒を楽しんでいただく。吸引器がいつでも使用できるように準備しておく。			
備考				

図 栄養ケア・経口移行・経口維持計画書の例：胃瘻を造設している人

により、生活の質（quality of life：QOL）の向上に寄与できるでしょう。

🍴 引用・参考文献 🌱

1）社会保険研究所編．"介護老人福祉施設"．介護報酬の解釈1：単位数表編 令和6年4月版．東京，社会保険研究所，2024，906-7．

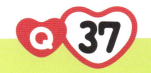

栄養補助食品は利用者の自己負担になるの？

社会福祉法人淳風福祉会特別養護老人ホーム若宮園／若宮老人保健センター／
特別養護老人ホーム若宮の杜管理栄養士 **石井恭子** いしい・きょうこ

栄養ケア計画上必要と認めたものは施設負担

　栄養補助食品とは、通常の食事では栄養を充足できない人に対して、栄養を補完することを目的とした食品です。介護保険施設で栄養補助食品を提供する際は、栄養ケア計画上必要と認めたものである場合は施設負担が原則です。

　当法人は、岡山市の箕島と万成の2ヵ所に位置し、介護福祉施設（特別養護老人ホーム）や介護老人保健施設、在宅支援センターなど、複数の事業所があります。今回紹介する箕島地域にある複数の事業所では、共通した対応を行っています。特別養護老人ホーム若宮園では、「令和3年度介護報酬改定」で新設された栄養マネジメント強化加算を算定しており、ていねいな栄養ケアの実施[1]を行ううえで、栄養補助食品を使用することが多くあります。栄養補助食品を施設負担で提供している例を**表**に示します。

　栄養補助食品は、栄養成分、嚥下機能に適したもの、味のバリエーションなど、できる限り幅広い利用者に選択できるように複数用意しています。価格や管理面では、施設運営上負担のないよう考慮します。

栄養ケア・マネジメントに基づき必要性がないと判断したものは自己負担

　しかし、栄養補助食品の提供のすべてが施設負担ではありません。基本となる食事にプラスして亜鉛やカルシウムなどの食品（サプリメント）を希望している場合は、自己負担となります[2]。また、栄養ケア・マネジメントに基づき必要性がないと判断した栄養補助食品や、嗜好

表 栄養補助食品を施設負担で提供している例

- **食思不振や食が細い人**：摂取栄養量の増加目的
  →主食全量＋副食 1/2 量＋飲料タイプの栄養補助食品 1 本
- **嚥下状態低下の人**：摂取栄養量の増加目的
  →主食 1/2 量＋副食 1/4 量＋ゼリータイプの栄養補助食品 2 個
- **病状に応じた食事**：療養食の提供
  →高たんぱく質食：たんぱく質パウダー（栄養補助食品）でたんぱく質のみ付加する
  →高エネルギー食：MCT オイル（栄養補助食品）でエネルギーのみ付加する
- **褥瘡**：褥瘡の悪化防止、軽減目的→亜鉛やコラーゲンペプチドなどを多く含むゼリータイプの栄養補助食品
- **水分でむせる人**：とろみ調整食品を使用
  →汁ものなどには事前にとろみ調整食品でとろみをつける
  →お茶やジュースなどを飲む際にとろみ調整食品を使用して、個人にあわせたとろみをつける
  →水分補給に、お茶ゼリーやジュースゼリーなど粘度のあるものを施設で作製する

【お茶ゼリー、ジュースゼリーのつくり方】
- **お茶ゼリー**
  材料：お茶 200mL、砂糖 20g、スルーパートナー 1.5g
  つくり方：①鍋に材料をすべて入れ、よく混ぜながら 80℃以上まで加熱する。
  　　　　　②粗熱をとり、冷蔵庫で冷やし固める。
- **ジュースゼリー**
  材料：水 500mL、砂糖 100g、まぜてもジュレ 28g
  つくり方：①鍋に材料をすべて入れ、よく混ぜながら 80℃以上まで加熱する。
  　　　　　②粗熱をとり、冷蔵庫で冷やし固める。

品としておやつ代わりに栄養補助食品を希望する場合は、利用者および家族の選択と同意のうえで自己負担として提供してよいと考えます。

通所サービスやショートステイなどの事業所での対応も入所施設と同様です。通常の食事では栄養を充足できない人に対してのみ、栄養を補完する目的として栄養補助食品やとろみ調整食品を施設負担で提供しています。しかし、ふだんから栄養補助食品を摂取しており、限定された商品を希望する人に対しては、自己負担で持ち込みしてもらっている場合もあります。

また在宅生活の人が、栄養補助食品の購入を自己負担で希望する場合があります。かかりつけ医の判断のもと、担当のケアマネジャーから相談を受け、管理栄養士が一人ひとりに適したものをアドバイスし、購入の援助を行うこともあります。

栄養量ばかりを重視しすぎない

栄養補助食品は、少量で栄養量が十分に摂取しやすい食品です。そのため、一定の栄養成分

をとりすぎることのないように注意することが必要です。また、栄養量ばかりを重視し、無理強いすることのないよう、食事の様子を観察し、本人の意向をしっかりと確認して、利用者の思いに寄り添った栄養ケア・マネジメントを行っていきましょう。

引用・参考文献

1）厚生労働省老健局．口腔・栄養（自立支援・重度化防止を重視した質の高い介護サービスの推進）．社会保障審議会介護給付費分科会（第244回）．資料3．令和5年9月15日．（https://www.mhlw.go.jp/content/12300000/001163105.pdf，2025年2月閲覧）．
2）厚生労働省．平成17年10月改定関係Q&A．（https://www.mhlw.go.jp/topics/kaigo/kaigi/050907/dl/01.pdf，2025年2月閲覧）．

Q38

摂取量10割でも痩せている利用者には栄養補助食品を使用すべき？

株式会社アール・ケアデイサービスセンターアルフィック下中野管理栄養士　**田中英里子**　たなか・えりこ

介護保険施設における栄養補助食品の活用

　必要栄養量に対して摂取栄養量が不足している場合、もしくはより効率的に体重増加をめざす場合など、利用者の意向や状態にあわせて、栄養補助食品を使用すべきだと考えています。

　介護保険施設では、1日分の提供量と摂取量から摂取栄養量を算出したうえで、栄養補助食品の使用を検討します。施設で全量摂取ができており、食欲がある人の場合は、提供量を増加させることを検討します。食欲不振などで残食がある人が利用する印象が強いと思いますが、効率よく栄養を摂取するために食事にプラスする場合もあります。

通所介護施設における栄養補助食品の活用

　一方で、通所介護施設（デイサービス）で栄養管理を行うためには、来所時の食事摂取量の把握に加えて自宅での食事の聞きとりを行い、必要栄養量に対して摂取栄養量が充足しているかを確認する必要があります。当施設では昼食のみの提供であり、利用者によって利用回数も週1～6回まで差があります。通所介護施設での昼食の摂取量が良好であっても、低体重や体重減少がある人に対して自宅の食事について聞きとりを行うと、来所日以外の昼食は簡単に済ませる、出されたものはしっかり食べるものの自分で準備することはむずかしいなど、さまざまな背景があります。そのため、摂取栄養量が不足している場合が多々あります。また、具体的な聞きとりがむずかしい人もいます。

　食事量を把握することも重要ですが、現在の体重、血液検査の結果などの身体状況を踏まえたうえで、食事量や内容を変更すべきか検討する必要があります。実際に、筋肉量を増やすこ

とを目標とする利用者には、昼食を全量摂取していても、リハビリテーションが終わった後に高たんぱく質のゼリーを提供しています。このように、栄養補助食品を摂取してもらう際には、より効果的なタイミングも伝えています。利用者のさまざまな背景を理解したうえで、その人に適した栄養補助食品の種類や摂取のタイミングを提案しています。

栄養補助食品を使用する際は医師に伝えるべき？

　栄養補助食品を使用する際には基本的に医師への報告は必須ではありません。実際に、栄養補助食品は薬局などでも販売されており、医師、管理栄養士などの専門職の指示がなくても、誰でも購入可能です。しかし、摂取栄養量は疾患などにも大きくかかわるため、医師または管理栄養士の指示のもと使用することが推奨されています。当施設でも管理栄養士の判断で栄養補助食品を導入することがあります。栄養管理はより効果的な自立支援、重度化防止を効果的に行うために、リハビリテーション、口腔管理の取り組みと一体的に推進する必要があります。そのため、本人、家族だけでなく、医師、看護師、介護士、ケアマネジャーをはじめとした多職種との情報共有を行うことが必要不可欠であると考えられます。

第4章　栄養ケアのすすめかた

Q39

食事量は変わらないのに体重が減ってきた利用者にはどのように対応すればいいの？

株式会社アール・ケアデイサービスセンターアルフィック下中野管理栄養士　**田中英里子**　たなか・えりこ

食事量は変わらないのに体重減少がすすむ原因は？

　食事量は変わらないのに、体重減少がすすむ理由として、①糖尿病や甲状腺機能亢進症、吸収不良症候群などの疾患によるもの、②ストレスによる精神的・神経的負担、③活動量の増加に伴うエネルギー消費量の増加、④薬による副作用などがあります。心あたりがなく、体重減少が続く場合には、まずは原因究明のため医療機関の受診を検討することが望ましいと考えます。

　また、そのほかの体重変動の要因として、発熱によるエネルギー消費の増加や浮腫の状態変化、脱水などによる体水分量の変化、排便状況、褥瘡の有無など身体状況の変化も体重に影響しやすいため、随時把握が必要です。ライフスタイルの変化による活動量の増加に伴い、エネルギー消費量が増加している場合は、活動量に適した食事量に見直す必要があります。1回の食事の量を増加することがむずかしい場合は、間食を取り入れ、1日の食事回数を増やしたり、少量高エネルギーの食品を選択する場合もあります。また、体重減少は数日もしくは数ヵ月など、比較的短期間で起こる場合もありますが、数年単位の長い期間で起こる場合もあるため、数ヵ月のあいだだけではなく、長い期間で比較することも重要です。

体重減少がすすむ場合の対応

　原因によって対応は異なりますが、通所介護施設では、食事量に変化がみられない場合でも、自宅での摂取栄養量が不足していることがあります。当施設では、昼食のみの提供であり、来所日の昼食時の様子を観察するだけでは、1日の摂取栄養量の把握はできません。たとえば、

自宅では食事の準備がおっくうなため必要栄養量が確保できる食事の準備ができない、もしくは認知機能の低下により時間の見当識障害などがあり、欠食することがあるなど、さまざまな理由により、十分な栄養量を確保できていない場合があります。

　そのため、顕著な体重減少がある場合は、本人や家族から、自宅での食事内容の聞きとりを行います。必要に応じてケアマネジャーとも情報共有して、介護保険の訪問サービスや通所介護施設の利用回数変更の検討など、必要なサービス提供につながるように心がけています。

意図しない体重減少には細心の注意を

　当施設の管理栄養士は、自宅での食事について聞きとりを行った後、栄養計算を実施し、不足している栄養素が補えるような食品を伝えたり、栄養補助食品を提案したりします。また、自宅に訪問して食環境を確認したうえで、エネルギーアップのコツを伝えることを目的とした調理方法の伝達などを行う場合もあります。

　体重減少は、免疫力の低下によるウイルスや細菌による感染症、体力や筋肉量の低下による転倒のリスク増加などが懸念されます。加えて、体重は骨密度に影響する場合もあり、骨折のリスクが増加することもあります。また、咀嚼、嚥下に必要な筋肉量の減少により、食事量の減少につながり、十分な栄養量の確保が困難になることもあります。

　このように、体重減少は非常に危険なことです。そのため、ふだんから意図しない体重減少には細心の注意をはらう必要があります。

第4章　栄養ケアのすすめかた

Nutrition Care 2025 春季増刊　145

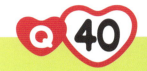

給食委員会はどれくらいの頻度で開催するの？

社会福祉法人淳風福祉会特別養護老人ホーム若宮園／若宮老人保健センター／
特別養護老人ホーム若宮の杜管理栄養士 **石井恭子** いしい・きょうこ

給食委員会とは

　給食委員会は、施設で提供している給食の内容を話し合う会議のことをいいます。給食業務の円滑な運営を図るため、給食や栄養に関することなどを多職種で話し合います。また、施設における給食の目的が達成されているかを確認したり、給食内容の評価や調整を検討します。給食委員会開催の頻度は決められてはいませんが、上記の目的を達成するためには、定期的に開催することが望ましいと考えます。

当法人における給食委員会の実際

　当法人の給食運営は直営で行っており、給食委員会は同地域にある複数の事業所が合同で月1回、30分程度で開催しています。参加メンバーは、各事業所の施設長をはじめ、医師、看護師、介護職員、生活相談員、介護支援専門員、理学療法士、作業療法士、事務職員、管理栄養士、調理員です。毎日の食事を「安全でおいしく楽しみあるもの」を目標に、多職種連携で食事の提供を行うこととしています。給食委員会で話し合う内容は年間計画を作成しています。これまで給食委員会で検討したおもなテーマを表に示します。

　給食委員会の開催前には、内容（議題案）を決め、参加メンバーに施設内メールで回覧を行っています。事前にメール回覧することで、他職員に内容（議題案）を検討してもらうことができます。また意見や質問が出やすくなると考えています。

　先述したように、話し合う内容は年間で決めていますが、食事観察時に感じたことや入所者・利用者からの要望、他職種からの質問や意見などで早期に対応が必要なものがあれば、議

表 当法人の給食委員会で検討するテーマ

- 入所者・利用者の感想や意見
- 給食内容、献立に関する意見交換
- 季節ごとの報告や注意事項：行事食の説明、脱水・熱中症予防の水分補給、衛生管理面など
- 嗜好調査の結果や考察の報告
- 施設利用者のアセスメントなどの評価
- アレルギー食、療養食、個別対応が必要な人の食事内容の検討
- 給食経営管理業務の改善
- 食材料費の現状報告
- 厨房設備および機器の取り扱いの周知

題案に追加します。食事内容を実際に試食してもらう機会も設けています。

給食委員会は、単なる食事の苦情やトラブル処理のみにとどまらず、委員会をとおして当法人での目標である、毎日の食事を「安全でおいしく楽しみあるもの」が達成できるような議題をあげ、全職員で検討することが大切であると考えます。また「食事の重要性」を他職種に周知する場として、話題提供ができるよう幅広く情報を集めています。

委員会終了後にはかならず議事録を作成し、迅速にメール回覧を行い、給食委員会に参加できなかった職員にも周知徹底します。

第4章 栄養ケアのすすめかた

Q41 調理レクリエーションを行う目的と意義とは？

社会福祉法人ゆうなの会特別養護老人ホーム大名給食サービス課管理栄養士　**湧田和枝** わくた・かずえ

調理レクリエーションとは

施設生活は、快適で過ごしやすい半面、季節感を感じる機会が少なくなりがちです。当施設では、調理レクリエーションを通じて季節感や生活にメリハリをつけることで、脳の活性化や身体機能の維持、さらには生活の質（quality of life：QOL）の向上をめざしています（**図1**）[1]。

調理レクリエーションとは、施設内で利用者と職員が共同で料理やお菓子をつくる活動です。これにより、手を動かすことで運動能力が維持され、材料を入れる順番を考えることで脳が活性化されます。遊びを通じてリハビリテーションを行う「遊びリテーション」の側面もあります（**表**）[1]。また、利用者同士の会話が弾むことで、笑顔がみられることも多くあります。利用者の笑顔がみられると、職員も元気になり、施設全体が明るく活気にあふれます（**図2**）。

心が動く福祉施設ならではの食支援とは？

おやつといえば甘いものが多いですが、当施設は沖縄県にあり、独特の食文化があります。たとえば、ポーポー（黒糖入りの生地を巻いたクレープのようなもの）、ヒラヤーチー（小麦粉を卵とだしで溶き、ねぎなどを散らして焼いたチヂミに近いもの）、天ぷら（衣がかため）などです。

季節を感じる本土風おやつに、利用者が子どものころに食べていた懐かしいおやつを取り入れ、工夫しながら調理レクリエーションを行っています。管理栄養士だけでメニューを決めるのではなく、利用者から教わりながら一緒に取り組みましょう。利用者のできることややって

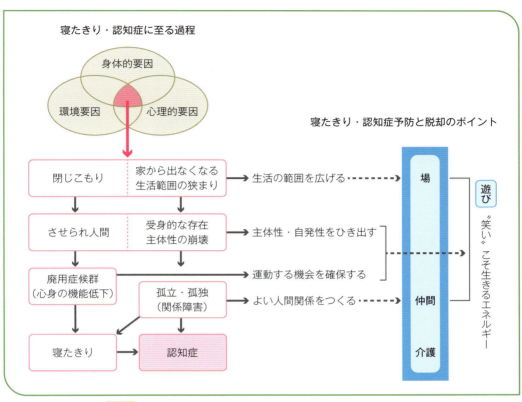

図1 寝たきりおよび認知症に至る過程と予防（文献1を参考に作成）

表 遊びリテーションの目的と意義（文献1を参考に作成）

- 生活空間の拡大
- 生活（時間）の構造化
- 仲間とのコミュニケーション
- 自発性や主体性の回復
- 心の耐久力の向上
- 身体機能の維持・改善：体力、筋力、バランス力、柔軟性、拘縮予防

みたいことをひき出すきっかけにもなり、それが栄養ケア計画の目標にもつながります。

　摂食嚥下機能にあわせた食形態で安全に食べてもらうことが重要ですが、おやつの摂取には特別な一面があります。食事では嚥下調整食を必要とする利用者も、おやつに関しては普通食（常食）を楽しむことができる場合もあります。多職種で確認し、問題がないと判断された場合には、見守りを強化しながら、おやつの時間だけ食形態を変えて提供しています。

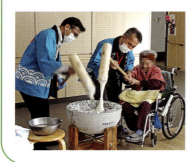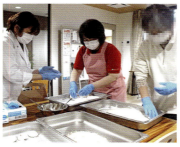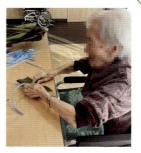

図2 当施設の調理レクリエーションの様子

　そのほか、日ごろの食事は介助を必要とする人も、おやつや自身で調理したものは介助なしで食べることができる場合もあります。遊び食べする人が普通に食べることができたり、ふだんは他者と少し距離をおいている人が、「どうぞ、おいしいですよ」とおすそわけする様子もみられます。食欲アップや食事に興味がわくなど、さまざまな効果があると考えます。調理レクリエーションをとおして筆者も気づかされることが多いです。

　栄養ケアをすすめるにあたり、利用者の顔と名前が一致し、日常生活動作（activities of daily living；ADL）も把握できます。自身の視野が広がるチャンスです。ぜひ、楽しみながら取り組んでみましょう。

調理レクリエーションを行う際の注意点

　調理レクリエーションを行う際には利用者の状態にあわせ、安全に配慮することが大切です。食中毒や感染症対策も忘れてはなりません。基本の手洗いを徹底したり、清潔な環境をととのえるようにしましょう。

引用・参考文献
1）三好春樹ほか．遊びリテーション学．東京，雲母書房，1999，281p．（生活リハビリ講座シリーズ，5）．

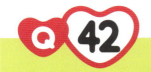

非常食はどのように準備しておけばいいの？

社会福祉法人淳風福祉会特別養護老人ホーム若宮園／若宮老人保健センター／
特別養護老人ホーム若宮の杜管理栄養士 **石井恭子** いしい・きょうこ

義務化された業務継続計画（BCP）の策定

「令和6年度介護報酬改定」より、介護施設や事業所における業務継続計画（business continuity plan；BCP）の策定が義務化されました。BCPとは、予期せぬ災害や緊急事態が発生した際に、事業活動を継続するための包括的な計画のことです。義務化された背景には、過去数年間にわたる自然災害の増加や、新型コロナウイルス感染症のようなパンデミックの影響が大きいと考えます[1]。

BCPの義務化によって、介護保険施設は緊急事態においても日常生活で支援が必要な利用者の安全とケアを守り、事業を円滑に運営し続けることが求められます。また、施設自らの努力で利用者と職員の食事提供を継続し（自助）、地域と施設を連携できるよう（共助）、平常時からの備えが大切です。

食事を管理する者として管理栄養士は、災害時の施設利用者に応じた食事内容への配慮、ライフラインの寸断などの状況下における安心安全な調理方法の確保など、複雑な対応ができるように、非常時災害対策マニュアルの作成や非常食の準備が求められます。すでに非常食の準備をしている施設も多いと思いますが、備蓄の準備だけではなく、想定する被害に対して安全な食事提供ができる準備をしましょう。

当法人における非常食の準備

想定する被害

食事提供するための調理担当職員がいない場合、ライフライン（電気、水道、ガス）がすべ

て止まった場合、がけくずれや道路の寸断などにより施設が孤立し、人やものの出入りができず、外部からの職員の応援を期待できず、必要な食材が納品されない場合を想定してBCPを策定します。

非常食の必要量

介護保険施設では、入所・利用している高齢者の最大数にあわせて非常食を備蓄します。必要な非常食の量は「食数×1人あたりの必要量×日数」で計算します。高齢者の非常食として、1食あたりのエネルギー量は500～600kcalが目安です。災害時に状況が復旧するまでには3日程度かかることが多いため、3日分の非常食を用意することが必須です。現在、3日分を備えている施設は、余力があれば4～7日分備蓄できるとさらによいでしょう。水の備蓄は、飲用水として一人1日最低1.5L以上が必要です。また、食事が摂取できないときは、飲用水として3L以上必要です。調理用の水が必要な非常食であれば、その使用量にあわせた水も準備します。

また、介護保険施設での非常食は、入所している高齢者のぶんだけでなく、職員や施設を訪問している家族、来訪者のぶんも考慮して用意する必要があります。入所者数分の非常食に加えて、職員の最大勤務人数と外部者の最大人数も加味して非常食の総量を決めましょう。

非常食の種類

非常食はできるだけ加熱加工が必要ない食品が望ましいです。また、主食とおかずとして組みあわせることができるもの、平常時でも使用でき、災害時に扱いやすく、ふだんから食べ慣れているもの、フリーズドライ食品（保存期間が長い）などを備蓄します。咀嚼嚥下状態に応じた食品の準備も必要です。

そのほかの備蓄品

備蓄するものは食事だけではありません。箸またはスプーン、紙コップや食器などの食具、カセットコンロ、五徳、ガスボンベ、鍋などの調理器具も必要です。とくに調理器具は電気・ガスが使用できない場合に備えて、簡易的に使用できるものを準備しておきます。また、ふだん使用している栄養補助食品（とろみ調整食品、経腸栄養剤、病態・食物アレルギー者用の対応食、特殊治療食品など）も備蓄が必要です。

非常食の保管場所

保管場所は、取り出しやすく、倒壊や浸水などの被害の可能性が低い場所を選びます。厨房内、施設内、敷地内などに分散し、各所に組みあわせて食具、必要な食器、調理水を保管することが望ましいです。保管環境について、温度や湿度が適しているかどうかを考慮します。

他職種による非常食の提供方法の準備

　調理担当の職員が不在で、人手とも最少の場合を想定し、全職員が非常食を提供できるように準備が必要です。非常食の保管場所や運搬方法を周知し、提供内容の理解を促します。献立表を確認できるか、使用する食品や物品は何か、食品を分ける場合に1缶（袋）は何人分か、どのように配るのか（食器の使用方法など）といった点をきちんと周知しておきます。使用する食品、組みあわせ、量、使用する食具などは、1回分ずつ写真や絵などで示しておくとよりわかりやすいでしょう。

　例として、特別養護老人ホーム若宮園（100名）、ショートステイ、通所介護の1日目の非常食を図1に示します。併設しているサテライト施設として地域密着型介護老人福祉施設や同敷地内の介護老人保健施設、通所リハビリテーション、グループホームも同様に準備しています。

　また、調理担当者以外の職員が、非常食を実際に調理する機会を設けることも必要です。非常食の期限が切れる前に体験してみるとよいでしょう。

ローリングストック法のすすめ

　ローリングストック法とは、ふだんの食事提供に利用する缶詰やレトルト食品などを少し多めに購入して、製造日が古いものから使用し、使用したぶんを補充しながら、一定量の備えがある状態にしておく方法です。

　非常食を一度に更新するには費用がたいへんかかりますが、賞味期限が切れる前に施設で順次使用しながら入れ替えていくと、予算配分や内容の検討ができます[2]。当施設では、賞味期限が切れる3ヵ月前の商品と個数を一覧表にし、期限切れを防ぐようにしています。その表を確認しながら、管理栄養士が日々の献立に取り入れたり、調理担当者以外の職員が非常食を実際に調理する体験ができるように、各フロアにおいて料理教室のような取り組みに活用しています。実際に行うことで「思ったより簡単にできた」「パックを開けて脱酸素剤を取り出すのを忘れそうになったので、気をつけなければならないと感じた」などの意見を聞くこともでき、実際に使用する際の注意事項に追加することもできました。非常食体験報告を図2に、体験後の感想を表に示します。

特養・ショート・通所　非常食1日目

並食・やわらか食・なめらか食

		内容量	合計	A	B	C	D	ショート	通所	置き場所
朝	尾西のひだまりパン(1袋)	70g/個	113	20	20	20	15	13	25	
	野菜一日これ一本(1本)(＊1)	190g/缶	113	20	20	20	15	13	25	
	明治メイバランスミニ(1本)	125mL/本	113	20	20	20	15	13	25	
	使い捨てスプーン	本	113	20	20	20	15	13	25	
昼	温めずにおいしい野菜カレー(1袋)	200g/袋	113	20	20	20	15	13	25	各フロア多目的室シンクの棚 A・B→3F C・D→2F ショート・通所→1F
	白米(1袋)(＊2) 並・やわらか食のみ	100g/袋	90	18	11	16	9	11	25	
	白米用水(ペットボトル)	2L/本	10	2	1	2	1	1	3	
	エプリッチ(1本)	120g/本	113	20	20	20	15	13	25	
	使い捨て容器(カレー用)	個	113	20	20	20	15	13	25	
	使い捨てスプーン	本	113	20	20	20	15	13	25	
夕	五目ごはん(1袋)(＊2) 並・やわらか食のみ	100g/袋	90	18	11	16	9	11	25	
	五目ごはん用水(ペットボトル)	2L/本	10	2	1	2	1	1	3	
	使い捨て容器(五目ごはん用)	個	113	20	20	20	15	13	25	
	みそ汁(1缶)(＊1)	160g/缶	113	20	20	20	15	13	25	
	明治メイバランスミニ(1本)	125mL/本	113	20	20	20	15	13	25	
	使い捨てスプーン	本	113	20	20	20	15	13	25	

> (注意)「並・やわらか食のみ」には、なめらか食の数は含まれていません！
> なめらか食は「ムース食・ペースト食」の数に含まれています。

ムース食・ペースト食

		内容量	必要数	A	B	C	D	ショート	通所	置き場所
朝	白がゆ(1袋)	280g/袋	35	7	7	7	12	2		
	使い捨て容器(白がゆ用)	個	35	7	7	7	12	2		
	ごはんにあうソース(1P)(＊1)	10g/P	35	7	7	7	12	2		
	野菜一日これ一本(1本)(＊1)	190g/缶	35	7	7	7	12	2		
	エプリッチ(1本)(＊1)	120g/本	35	7	7	7	12	2		
	使い捨てスプーン	本	35	7	7	7	12	2		
昼	白がゆ(1袋) なめらか食分含む	280g/袋	65	10	16	12	18	4	5	各フロア多目的室シンクの棚 A・B→3F C・D→2F ショート・通所→1F
	使い捨て容器(白がゆ用)	個	65	10	16	12	18	4	5	
	とろとろ煮込みビーフカレー(1袋)	80g/袋	35	7	7	7	12	2		
	明治メイバランスソフトゼリー(1本)(＊1)	125g/本	35	7	7	7	12	2		
	使い捨てスプーン	本	35	7	7	7	12	2		
夕	白がゆ(1袋) なめらか食分含む	280g/袋	65	10	16	12	18	4	5	
	使い捨て容器(白がゆ用)	個	60	10	16	12	18	4		
	ごはんにあうソース(1P)(＊1)	10g/P	65	10	16	12	18	4	5	
	みそ汁(1缶)(＊1)	160g/缶	35	7	7	7	12	2		
	エプリッチ(1本)(＊1)	120g/本	35	7	7	7	12	2		
	使い捨てスプーン	本	35	7	7	7	12	2		

1日目		1.5L/人	140人分	A	B	C	D	ショート	通所	置き場所
飲料水(ペットボトル)		2L/本	107	19	19	19	19	12	19	各フロア多目的室シンクの棚 A・B→3F C・D→2F ショート・通所→1F

経管栄養者 1日目		1.5L/人	13人分	A	B	C	D	ショート	通所	置き場所
飲料水(ペットボトル)		2L/本	15	4	4	3	4			

① そのまま食べられるもの
② そのままでも食べられるが加熱するとなおおいしいもの
③ 水を加える必要があるもの
④ 加熱が必要なもの

＊1　必要な場合は紙コップを使用

＊2　アルファ化米のため、調理が必要
　　　袋の中に「プラスチックスプーン」「脱酸素剤」が入っている

図1　当施設の非常食の例（1日目のみ）

非常食　体験報告

日程	令和6年□月□日（火）　昼食時
部署	△△・○○
使用した非常食	非常食1日目夕食「五目ごはん」
提供者	並食・やわらか食の方のみ8名
提供方法	主食を「五目ごはん」に置き換える（他メニューは献立通り）

【体験までの準備】
日程は体験日の2週間前までには決めてもらいました。

事前に以下のことを担当介護員さんと打ち合わせしました。
・何時からはじめるのか？→11：15 スタート
・倉庫に取りに行くところから体験するか？→する
・当日、湯を準備しておくこと
・つくり方の説明
・提供者の確認

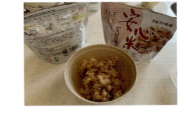

【体験当日の流れ】
①倉庫へ使用する非常食を取りに行く　　②各ユニットに分かれて「五目ごはん」作成
　　　　　　　　　　　　　　　　　　　※つくり方は　非常食「五目ごはん」使用方法　参照

③15分後、器に盛る　　　　　　　　　　　　　　　　④提供

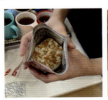 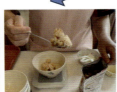 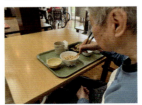

図2　非常食体験報告

災害時だからこそ食事の時間を穏やかに

　当施設では、1日3食×4日分の非常食を備蓄していますが、災害が中・長期化した場合にはどのように対応するか、非常食取り扱い業者との連携を密にしておくことも大切です。また、

表　非常食体験後の感想

【感想】
- 乾燥剤が目に入らず、奥のほうに潜り込んでいるので、それをみつけて取り除くのを1個1個忘れないようにしないといけない。
- ふだん、軟飯や粥トロミを食べている人には湯を多めにして対応することで食べられていた。
- 湯を足してもっとやわらかくしようとしたときに、味がうすくなってしまうかどうかが気になる。
- 今回のように定期的に行って、一度は全職員が対応しておくと、まったく触っていないよりは少しでもスムーズに行えるのではないかと思う。言葉より実際にその場で伝えないとむずかしいこともあるため。
- 非常食を使う順番について、一度は全員経験しておいたほうが今後のためになる。
- 非常食は夕食から使ったら、翌日は1日目の朝の備蓄から使用するなど、共有が必要と感じた。
- 非常電源があるため、現在、湯はやかんしかないが、災害を想定するとポットが各ユニットにあるのが理想と思う（非常食の調理に、湯は15分、水は60分かかるため）。
- 利用者は「おいしいよ」と話していた。
- もっとパサついているかと思ったが、非常食とは感じられないくらいおいしかった。
- 1時間経過したころに食べたが、温かさも十分に残っており、非常食としてもだが、日常使いでも購入したいものだった。

【今回やってみてわかったこと】
- 「五目ごはん」の袋のなかに入っている脱酸素剤を取り忘れないようにするには、表示などの対策以外にも、実際に体験して触ってみておくことが大事だと感じた。
- ふだん、粥トロミを食べている利用者は湯を多めに入れてやわらかくして提供することですべて食べられていたが、「食べづらいわ〜」と話していた。今回は体験なので事前に食形態を調べて、その人に適したものを提供したが、実際の非常時には誰が誰の食事を準備するかわからないため、食べにくそうであれば湯を足すなどの対応になると思われる。「やわらかくする方法」の共有も必要だと感じた。
- 今回体験した人は、「つくり方は簡単」と話していた。それよりも使用する順番で戸惑っている様子だった。非常食のつくり方だけでなく、置き場所、使用する順番、各フロアの使用数なども知っておくことで、実際の非常事態にスムーズに食事の準備ができると思う。

他職種への周知方法や地域連携についても、より綿密に考える必要があります。非常食をふだんの食事として提供したことはこれまでに何度もありますが、非常食がその場しのぎの食事ではなく、災害時だからこそ「食事の時間を穏やかなもの」と感じてもらえるような準備をしたいと思います。

引用・参考文献

1) 厚生労働省. 令和6年度介護報酬改定について.（https://www.mhlw.go.jp/stf/newpage_38790.html, 2025年2月閲覧).
2) 神奈川県. 災害に備えた非常備蓄食の考え方：災害で施設が孤立しても耐え抜くためには. 平成26年3月.（https://www.pref.kanagawa.jp/documents/48527/kangaekata.pdf, 2025年2月閲覧).

Q43

介護保険施設でも栄養食事指導は必要なの？

医療法人社団悠翔会在宅栄養部管理栄養士　**森田千雅子** もりた・ちかこ

介護保険施設における栄養食事指導とは

　施設での栄養食事指導は、私たち管理栄養士が提供する栄養ケア・マネジメントの一環として、とても大切な役割を果たしています。

　一人ひとりの入所者に対して、栄養アセスメントをていねいに行い、たとえばお茶にとろみをつける、食形態の段階を下げる、パンを控える、汁ものを控える、栄養補助食品を追加するなど、その人に適した対応を考えます。これらの判断は、すべて入所者の栄養状態や生活の質（quality of life：QOL）を向上させるために欠かせないものです。

　しかし、ただ判断を下すだけでなく、入所者や家族、さらには施設のスタッフに対して、その変更の意図をしっかりと理解してもらうことも同様に重要です。ここで一度、自分自身の立場に置き換えて考えてみてください。何の説明もなく、突然お茶にとろみがついたり、ペースト食になったり、自分のお膳だけパンが粥に変わっていたり、汁ものがなかったら、「どうしてだろう？」と感じませんか？ 栄養補助食品の付加についても「何、これ？」と不思議に思いませんか？ 説明不足により、悲しみや不信感をもたれることもあります。そうならないために、まずは入所者や家族、施設スタッフに対して、しっかりと説明を行い、なぜそのような変更が必要なのか理解してもらうことが大切です。食事に対する入居者の気持ちを聞きとることは、施設における栄養食事指導の重要なステップの一つです。

　「自分がすべての入所者に説明しなければならない」と重く感じる必要はありません。筆者は、入所者への説明は、管理栄養士のみで行わなくてもよいと考えます。主治医や施設のスタッフ、家族など、入所者にとって話しやすい人に任せてもかまいません。大事なのは、入所者はもちろんのこと、多職種との話し合いにおいて、管理栄養士の考えた栄養ケア・マネジメン

表1 ミールラウンドにおける情報収集例：食事前に収集できる情報

体重	kg　　　BMI：　　　kg/m^2
身長	cm
ADL	寝たきり・車いす・いす・独歩・介助・杖
呼吸数	回／分
ふだんの食事時間	分
むせの訴え	朝・夕・毎食後・食事中・飲水直後
ふだんの発声量	大・中・小
経腸栄養剤・栄養補助食品	有・無
鼻水	有・無
アレルギー	有・無
のど触診	喉仏の下垂、左右差など
頸部触診	下顎〜頸〜肩・肩甲骨・胸郭
頸部の可動域	左右・上下・頸回し
頬まわり	うがい・頬ふくらまし・口すぼめ
口腔関係	口のなかの訴え・痛み・乾燥など（歯科の情報提供などがあれば記載） 義歯の有無・残存歯の有無・動揺歯・開口・指3本・口臭など
舌の確認	厚み・麻痺・萎縮・むくみ・舌苔
舌の動き	前後・左右・突出・中心・左右差
発声	パタカラ・声門閉鎖（聴診）

トの根拠をしっかりと伝えることです。そのために、情報収集力をしっかり身につけましょう。ミールラウンドで集めた情報をもとにアセスメントを行い、それをスタッフや家族にわかりやすく伝えられれば、自信をもって栄養ケア・マネジメントをすすめられるようになります。

まずは違和感に気づくことが大切

　栄養食事指導に必要な情報を表1、2にまとめました。ミールラウンドを行う際に参考にしてほしい、筆者自身の現場で培った視点です。

表2 ミールラウンドにおける情報収集例：食事中に収集できる内容

飲水	
介助	あり・なし　介助詳細：
姿勢	頸部前屈・足底接地・ベッド・車いす・いす・ギャッチアップ：90°・60°・45°・30°
食具	カレースプーン・ティースプーン・流動食介護用食器・シリンジ
飲水容器	背の高い湯飲み・背の低いティーカップ・ストロー・吸い飲み・ストローつきマグカップ（スパウト）・そのほか
ごっくん直後の発声	嗄声（させい）・声量大・中・小（聴診器使用）
口唇圧	吸い込み食べ・口を閉じずに飲み込んでいないか？
むせ	飲水前・飲水中・飲水後
喉頭挙上	途中で動きが止まらないか？・動き（目視）
嚥下音	頸部聴診
フード	
介助	あり・なし　介助詳細：
姿勢	頸部前屈・足底接地・ベッド・車いす・いす・ギャッチアップ：90°・60°・45°・30°
食具	カレースプーン・ティースプーン・流動食介護用食器・シリンジ・そのほか
食形態	全粥・きざみ・ムース・水分とろみ有・無・学会分類2021コード[1]
ごっくん直後の発声	嗄声・声量大・中・小（聴診器使用）
口唇圧	吸い込み食べ・口を閉じずに飲み込んでいないか？
むせ	飲水前・飲水中・飲水後
下顎の回旋	（可能なら動画で確認）
開口食残渣確認	舌の中央・左右端・上顎
喉頭挙上	途中で動きが止まらないか？・動き（目視）
嚥下音	頸部聴診

第4章　栄養ケアのすすめかた

　嚥下評価だけでなく、観察して感じたことや前回の栄養アセスメントで試した取り組みの評価を記録しましょう。また、入所者本人への聞きとりやデータの確認、スタッフの気づきも重要です。

　ミールラウンドでいちばん大切なのは、些細な点でも「ちょっとおかしいかも？」と感じる、

その違和感に気づくことです。最初は短時間で必要な情報、たとえば**表 1、2** に記載したデータをすべて集めるのはむずかしいかもしれません。しかし焦らなくて大丈夫です。時間をかけてもかまわないので、入所者一人ひとりをていねいに観察することを心がけましょう。ミールラウンドを通じて、少しずつ自分の観察力や感覚を鍛えていきましょう。コツコツはじめて、コツコツ成長すればよいのです。慣れれば 5 ～ 10 分で必要な情報を記録できるようになります。

引用・参考文献

1) 日本摂食嚥下リハビリテーション学会. 日本摂食嚥下リハビリテーション学会嚥下調整食分類 2021. 日本摂食嚥下リハビリテーション学会誌. 25 (2), 2021, 135-49.

Q44

基礎疾患のある利用者への家族の差し入れはどのように対応すればいいの？

川崎医科大学高齢者医療センター栄養室管理栄養士・主任介護支援専門員　**森光大**　もりみつ・だい

本人および家族もケアスタッフの一員という考え方

　家族のかかわり方はさまざまですが、熱心な家族は毎日施設に訪れて食事介助を行ったり、差し入れを持参する場合もあります。こうした状況において、みなさんはどのようにかかわっていますか？　食べるものや食事介助は、施設のケアマネジメントに、さらには栄養ケア・マネジメントで行う内容に含まれると考えます。

　介護保険が開始され、介護支援専門員の最初の試験に合格して研修会で学んだのは、本人や家族もケアスタッフの一員であるということでした。サービスをする側とサービスを受ける側に分かれてしまうのではなく、できることは本人や家族にもケアスタッフとして行ってもらうという考え方です。現在でも介護支援専門員が作成するケアプランには、本人と家族のできることと役割を「第2表」へ記入することが求められています。これが「セルフケア」です。その考え方で述べると本人や家族の行うことは、施設のケアプランやその一部の栄養ケア・マネジメントにも含まれることになります。本人や家族と一緒にケアプランを考えて承認してもらうプロセスにおいて、できていることとできないことをアセスメントして、できないところをケアスタッフが側面的に支援することが基本です。家族の行う食事介助も介護スタッフが行う食事介助も同様でなくてはなりません。

施設内で経口摂取するすべてをマネジメントする

　栄養ケア・マネジメントは、施設内で経口摂取するすべてをマネジメントします。家族が差し入れを希望する場合は、差し入れは受け入れますが、その内容を事前に協議して、入所者の

体調や食事摂取量に影響がないように、栄養部門または看護部門から提供するむねを伝え、承諾を得ましょう。

家族負担か？ 施設負担か？

ここで問題になるのは、差し入れは家族負担になる点です。たとえば、医師の指示で水分にとろみをつける場合、使用するとろみ調整食品は施設から出さなければなりません。このように、家族負担になるのか、施設からの持ち出しになるのかという議論になることがあります。その際の判断基準は、それがニーズ（ないと困ること）であるか、デマンド（欲望、希望）であるかです。

たとえば、水分にとろみをつけないと誤嚥性肺炎の危険性があるので用いるとろみ調整食品は「ニーズ」、炭酸飲料が飲みたいと本人が希望したり、家族が「入所前は○○製のプリンが好きだったので差し入れしたい」というのは「デマンド」になります。

差し入れ内容の例

例として、糖尿病の人の家族が差し入れを希望したケースを紹介します。本人は「口がさみしい」と話し、家族は「施設の給食だけではもの足りない。何か差し入れしたい」と相談がありました。そこで筆者は、「間食におすすめ例」と題して、食べても血糖を上げにくいものとして、ミックスナッツ、小魚アーモンド、炒り大豆、炒り黒豆など、小袋製品の写真つきリストを作成し、家族へ説明し、配布しました。

また、嚥下調整食を提供している人の家族から「本人の好物をもって行きたい」と申し出があった場合、その好物を本人が安全に摂取可能であるかを検討しました。当時、併設クリニックにて歯科スタッフや言語聴覚士とともに嚥下造影検査を行い、安全性を確認しました。家族もX線操作室に入ってもらい、一緒に嚥下造影検査の様子を確認してもらいました。その後、ナースステーションで管理し、食後や食間に適切に提供しました。とくに摂食嚥下障害がある人の場合は、慎重な対応が求められます。施設の近くで嚥下造影検査や嚥下内視鏡検査をして評価を行ってくれる医療機関を探しておくとよいでしょう。

Q45

禁食が多い利用者の代替食はどのように対応すればいいの？

医療法人社団悠翔会在宅栄養部管理栄養士　**森田千雅子**　もりた・ちかこ

まずは情報収集を

　禁食が多い利用者の代替食について悩むことは多いです。とくに、何をどう代替すればよいのか迷うこともあると思います。私たち管理栄養士がすべきことは、まずは、しっかりと情報収集することです。

　以前、筆者も「さば禁の利用者がいるのですが、さばは、さば節としてだしにも使われているため、除去がとてもたいへんです。全メニューを変えなければならないこともあり、現場は困っています」という相談を受けたことがありました。たしかに、たいへんな作業です。しかし、筆者はそのとき、「さばをすべて除去するのではなく、切り身や缶詰だけがだめなのか、だしなら大丈夫なのか、まずは本人、家族、施設スタッフ、主治医からしっかりと情報を集めましょう。そのうえで、代替を考えましょう」とアドバイスしました。

　禁食が多い人でも、「この食品はどの程度まで許容できるのか」という具体的な情報が得られれば、代替案の選択肢も広がります。また、入所前にどのようなものを食べていたのかを確認することも有効な手段です。実際にくわしく聞きとりしてみると、その食品を単に嫌いだから禁食にしていたケースもあります。こうした例からもわかるように、情報収集はとても重要なプロセスです。まずは利用者、家族、スタッフから情報を集めることからはじめてください。結果として、無理のない代替案をみつけやすくなり、対応がよりスムーズになるでしょう。

薬剤と相互作用による禁食

青菜とワルファリンカリウム（ワーファリン）

以前は、ワルファリンカリウム（ワーファリン）を服用している利用者には青菜を禁止するのが一般的でした。しかし、現在では、それほど気にしなくてもよいとされています。たしかに、ほうれんそうやブロッコリーなどの青菜にはワーファリンのはたらきを弱めるビタミンKが多く含まれています。しかし、そのはたらきは個人差が大きく、医師が想定する範囲内であれば、細かく気にする必要はありません[1]。小鉢程度の量であれば問題なく、丼一杯など過剰な量でなければ禁止する必要はありません。ただし、一部の野菜ジュースや栄養補助食品、サプリメントにはビタミンKが多量に含まれていることがあるため、製品ごとにビタミンKの含有量を確認する必要があります。

納豆とワルファリンカリウム（ワーファリン）

納豆にはビタミンKが豊富に含まれており、ワーファリンの作用を弱める可能性があります。また、納豆を食べると腸内細菌によるビタミンKの生成が促進され、ワーファリンに対して拮抗作用を示します[1]。腸内でどれくらいビタミンKが増えるかという点は個人差があるため、筆者は少量であっても原則禁止にしています。しかし、施設は利用者にとって生活の場です。「食べたい」という利用者がいる場合は、だめとはいわずに主治医と相談することで薬剤の変更が検討される場合もあります。

お茶と鉄剤

以前は、鉄剤を服用している利用者には、コーヒーや緑茶を禁止している施設もありました。これは、コーヒーや緑茶に含まれるタンニンが鉄剤と結びつき、鉄の吸収を妨げる可能性があるためです。しかし最近の研究では、吸収阻害の影響は過去に考えられていたほど大きくないことがわかってきました。そのため、1日数杯程度のコーヒーや緑茶であれば、鉄剤の効果に重大な影響を与えないとされています。それでも気になる人はいるかもしれません。その場合、鉄剤を服用する1〜2時間前後のカフェイン摂取を避けることで、吸収阻害のリスクを軽減できると考えられます[2]。食後ではなく、おやつの時間などであれば、コーヒーや緑茶を楽しむことができます。

グレープフルーツジュースとカルシウム拮抗薬

グレープフルーツやそのジュースを禁止する薬剤は、カルシウム拮抗薬だけでなく、高血圧薬や不眠症治療薬、免疫抑制薬など多岐にわたります。グレープフルーツジュースの影響は摂取後十数時間続きます。そのため、服薬と同時でなくても注意が必要です。グレープフルーツ

に含まれるフラノクマリンという成分が、体内の代謝酵素（CYP3A4）の作用を阻害し、薬の効果を強くし、副作用のリスクを高めます[3]。

　また、グレープフルーツだけでなく、スウィーティーやはっさく、ぶんたん（ざぼん、ぽんたん）などにも注意が必要です。一方で、オレンジ、うんしゅうみかん、レモン、ゆずなどはフラノクマリン類を含まないため、禁食にはなりません。グレープフルーツジュースの影響は個人差が大きく、少量であれば問題ないと感じる人もいますが、体調や年齢によっては急に影響が強く出ることもあります。そのため、服薬中にグレープフルーツを摂取している入居者をみかけた場合は、気づいた時点で禁食にしたほうがよいでしょう。経口補水液（オーエスワン®など）は問題ありませんが、一部のスポーツドリンクやライチ風味の食塩入り果汁飲料にはグレープフルーツジュースが含まれていることがあるため、注意が必要です。

引用・参考文献

1）エーザイ．ワーファリン 飲食物・健康食品（サプリメント）との相互作用について．（https://medical.eisai.jp/products/warfarin/faq/，2025 年 2 月閲覧）.
2）東京都医師会．薬について．（https://www.tokyo.med.or.jp/docs/chiiki_care_guidebook/119_173_chapter05.pdf，2025 年 2 月閲覧）.
3）独立行政法人医薬品医療機器総合機構．食品とくすり：Q2 グレープフルーツジュースを避けるべきくすりがあるそうですが，どんなくすりですか．（https://www.pmda.go.jp/safety/consultation-for-patients/on-drugs/qa/0017.html，2025 年 2 月閲覧）

第4章　栄養ケアのすすめかた

Q 46

グループホームでペースト食から食上げしたいが、きざみ食しか提供できないといわれたらどのように対応すればいいの？

医療法人社団悠翔会在宅栄養部管理栄養士 **森田千雅子** もりた・ちかこ

ペースト食からかたちのある食事への移行

　ペースト食からかたちのある食事への移行は、段階的にすすめることが重要です。とくに、介護スタッフが取り入れやすく、理解しやすい方法ですすめることが成功のカギとなります。本稿では、筆者が実際に実践して、よい結果が得られた方法を紹介します。以下に述べる方法は、ムース食の提供がむずかしい施設にも有効でした。

段階的な移行方法

主食の段階的な移行方法

　まず、主食を調整して、段階的に咀嚼回数を増やし、「食べるリハビリテーション」とする。
①全粥に軟米をブレンドする：はじめは全粥に25％程度の軟米を混ぜて、むせずに食べられるかどうかを確認する。ペースト粥とは分けて考える。
②2週間ほどで慣れたら、全粥50％に軟米50％をブレンドする。
③2週間ほどで慣れたら、全粥25％に軟米75％をブレンドする。
④徐々に軟米の割合を増やし、最終的に全粥から軟米へ移行する。

　このプロセスは、筆者の場合約2～3ヵ月かかりましたが、段階的に咀嚼回数を増やすことで、無理なく全粥から軟米への移行ができました。

おかずの食形態の調整

　主食の移行と並行して、おかずの食形態も調整します。最初は極きざみあんかけからスタートし、次第に粗きざみにしていきます。とろみあんをかけることで、食べやすさを保ちながら、

かたちのある食事に慣れていきます。利用者が無理なく食べられる範囲で慎重にすすめ、最終的には一口大まで食べられることもあります。このとき、唾液分泌を促すことや義歯の調整などにより咀嚼力をつけるため、歯科と連携をとることが大切です。

パリポリ、モグモグの練習

多職種による嚥下評価後に行うことが前提ですが、唾液と一緒に溶けるスナック菓子（サッポロポテトバーベQあじなど）を5枚ほど食べてもらい、1日2～3回「モグモグゴクン」の練習を行います。この方法は、ペースト食に飽きている利用者にとって食べる楽しみとなり、笑顔で行ってくれます。スナック菓子は口を潤してから食べるよう、飲料の準備が必要です。飲料はとろみ水でもよいのですが、筆者はとろみ水よりも、べたつかずにまとまりやすい「リセットゲル（のみや水、まぜてもジュレなど）」を用いています。

食べるリハビリテーションによって、利用者は食事が楽しくなり、食事以外のリハビリテーションの効果も高まりました。最終的には以前の食形態に戻った人もいます。そのような好循環が生まれることもあり、「食」は生きる力であると筆者は感じています。

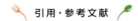

引用・参考文献

1) 山谷健太ほか．米菓の飲み込みやすさの解明に向けた食塊構造の可視化．日本食品工学会誌．23（1），2022，25-34．
2) 齋藤真由ほか．米飯物性が誤嚥のリスクに与える影響．日本口腔科学会雑誌．55（3），2006，162-6．
3) ユニテックフーズ．"高齢者・嚥下困難者に最適な水分補給ゼリーとは"．食品開発ラボ．（https://shokulab.unitecfoods.co.jp/article/detail97/?utm_source=chatgpt.com，2025年2月閲覧）．

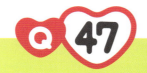

便秘を予防するにはどうしたらいいの？

医療法人社団悠翔会在宅栄養部管理栄養士　**森田千雅子**　もりた・ちかこ

便秘は食事だけでは解決しない

　まず、伝えたいことは「便秘は食事だけで解決するものではない」ということです。「しっかり食べて、しっかり動いて、しっかり出す」という身体のサイクルをととのえることが大切です。私たち管理栄養士の役目は、このサイクルがうまく回るように、包括的にサポートすることといえます。

便秘の原因と対策

　便秘といっても原因はさまざまです（表）。しっかりと原因を分析し、効果的な対策を多職種で話し合いましょう。高齢者施設では、嵌入便(かんにゅうべん)の人が多くみられます。嵌入便とは、直腸内にかたい便がたまって詰まり、本人の力では排便できなくなっている状態のことです。この場合、刺激性の下剤は効果が期待できない場合があるため、別の方法を考える必要があります。管理栄養士として、便秘に対して「食物繊維をとればよい」と単純に考えるのではなく、オイルを取り入れることが有効な場合があります。また、こまめな水分補給を促すだけで改善がみられることもあります。しかし、水分摂取はかならずしも万能ではありません。十分に水分をとっている入居者に追加で水分摂取量を促しても便秘予防の効果はうすいです。

　伝えたいのは、便秘に対して一律に「水分」「食物繊維」「乳酸菌」を取り入れるだけではなく、しっかりと原因を分析し、その人に適した方法をみつけることが大切だということです。多職種と連携しながら、トライ＆エラーをくり返して少しずつ改善に向かうようにすすめていきましょう。最近は、個人の腸内細菌に有効な餌を推測する考えも出てきました。

表 便秘の原因と対策

大腸の動きが悪い便秘	大腸通過遅延型	原因	大腸の動きが悪くて便が滞る。
		対策	薬剤の調整など、主治医と相談して腸の動きをよくするようにはたらきかける。
	大腸通過正常型	原因	大腸は動いているが食物繊維や食事量が足りないために排便回数が減少する。
		対策	食物繊維をはじめとした野菜多めのバランスのよい食事とする。
便が出せない便秘	硬便による排便困難	原因	嵌入便により便が詰まっている。
		対策	浣腸や摘便などで直腸部の便の詰まりを取り除く。
	機能性便排出障害	原因	便排出にかかわる筋肉の筋力が低下し、直腸周辺の筋肉を締める、緩めるができなくなっている。腹圧がかけられない。便意を感じにくい。
		対策	いきみの練習。腹圧のかかる姿勢で排便習慣を支援。ストレッチや運動の促し。
	器質性排便困難	原因	直腸のかたちが変わってしまう。直腸瘤、直腸重積、巨大直腸などで便が出ない。
		対策	医学的処置・治療が最優先。下剤、摘便、浣腸による対処療法も必要。定期的に少量の便なら出る人もおり、何年も多量の宿便があることに気づかずに過ごしている人もいる。「隠れ便秘」として頭に入れておきたい。
そのほか（腸の閉塞によって便が滞る便秘）		原因	腸の癒着、もともと腸が狭い。がんや腫瘍で腸が塞がっている。腹痛、吐気が出る。便が出ずに激痛を伴う。
		対策	医学的処置・治療が最優先。下剤、摘便、浣腸による対処療法も必要。既往歴を確認する。

初期の直腸部で詰まる場合は、足台を置いて「考える人のポーズ」のような前のめりの排泄姿勢が有効なことがあります。重力を利用した排泄姿勢は大事です。下剤や浣腸を使った排便コントロールが必要となることはありますが、それも含めて一人ひとりに適したアプローチをみつけることが大切です。便秘予防は全身状態をみることであるため、教科書どおりにはいかないことが多いと感じています。最初のアプローチでうまくいかなくても、少しずつ改善に向けてサポートしていきましょう。諦めずに、管理栄養士だけが抱え込まず、施設全体の問題として向きあっていきましょう。

Q48

下痢が続く利用者にどう対応したらいいの？

医療法人社団悠翔会在宅栄養部管理栄養士　**森田千雅子** もりた・ちかこ

下痢の種類と原因

　下痢の種類と原因について、**表1**にまとめました。高齢者施設では抗菌薬による下痢がみられます。抗菌薬には腸内細菌叢を乱す副作用があり、これが原因で下痢がひき起こされることがあるのです。予防策として、耐性乳酸菌が一緒に処方されることもありますが、こうした状況において、管理栄養士の役割は非常に重要です。まずは、消化に優しい食事を提供することが基本です。そのうえで、グルタミン、乳酸菌、水溶性食物繊維、オリゴ糖を含む栄養補助食品を取り入れることで、腸内細菌叢の整備をサポートできると考えられます。薬剤師と連携して、服薬の確認、見直しも視野に入れます。

　一方で、乳製品による下痢には注意が必要です。乳製品に含まれる乳糖を分解するラクターゼ（乳糖分解酵素）は、加齢とともに分泌量が減少し、気づかないうちに乳糖不耐症を発症する人もいます。この場合、乳製品を主成分とする栄養補助食品を摂取すると、逆効果をまねくおそれがあるため、注意が必要です。

下痢の対応

　下痢への対応については、**表2**に要点をまとめました。一見すると画一的なアプローチに思えるかもしれませんが、実際にはそうではありません。安静が最重要ですが、長期間にわたって飲食を制限することはできません。入所者には負担の少ない食事を提供することが必要です。「消化によい食物」といっても、消化は消化管の各部位が連携して行われます。消化管のどの部位が弱っているかによって、適切な食物選択は異なります。口腔、咽頭、食道、胃、十二

表1　下痢の種類

- **急性下痢症**：感染性下痢、薬剤性下痢、消化不良性下痢、アレルギー性下痢。
- **慢性下痢**：過敏性腸症候群、炎症性腸疾患（クローン病、潰瘍性大腸炎、腸結核）、吸収不良症候群、腫瘍、薬剤性下痢。

- **分泌性下痢**：腸からの水分の分泌量が増えることで起こる。エンテロトキシン（細菌が産生する毒素）の関与などがある。
  - ・原因：①ウイルスや細菌性毒素によるもの：感染性胃腸炎、コレラ菌、赤痢菌など、②過剰な消化管ホルモンや胆汁酸、ポリープによるもの、生理中の下痢など、③非吸収性食物脂肪の摂取によるもの：深海魚など、④食物アレルギーによるもの：小麦、魚介など。
  - ・特徴：絶食しても下痢が止まらない、下痢便が大量に排出される。
- **浸透圧性下痢**：食べたものの浸透圧が高く、腸から水分を十分に吸収できないことで起こる。
  - ・原因：①食べすぎ、消化不良、②乳糖不耐性、③糖分の消化不良、④人工甘味料の過剰摂取、⑤中鎖脂肪酸（MCT）の過剰摂取、⑥浸透圧の高い栄養剤の過剰摂取など。
  - ・特徴：多くは下痢をひき起こす食品を除去し、安静にすることで改善する。
- **滲出性下痢**：腸が炎症を起こし、多量の滲出液が流出することで起こる。
  - ・原因：細菌性大腸炎、ウイルス性大腸炎、潰瘍性大腸炎、顕微鏡的大腸炎（microscopic colitis）など。
  - ・特徴：便に粘液、血液、膿が付着する。
- **腸管運動異常による下痢**
  - **①腸管運動亢進による下痢**：ストレスなどから自律神経が乱れ、腸の動きが亢進し、便が短時間で腸を通過し、水分の吸収が不十分になることで起こる。
  - ・原因：過敏性腸症候群、バセドウ病、甲状腺機能亢進症など。
  - **②腸管運動低下による下痢**：自律神経の乱れや、消化管の伸縮障害によって腸の動きが低下し、便が停滞することで、腸内細菌の異常増殖、胆汁酸の脱抱合、脂肪や水分の吸収障害などが起こる。
  - ・原因：ストレス、糖尿病性神経障害、アミロイドーシスなど。
  - ・特徴：便に粘液が付着することはあっても、血液、膿の付着はみられない。
- **薬剤性下痢**：薬剤の副作用によって起こる。
  - ・原因：抗菌薬、抗がん薬、解熱鎮痛薬、消化管運動機能調整薬、下剤の過剰摂取、貧血治療の鉄剤など。

表2　下痢への対応

①安静第一。
②消化によい食物を選ぶ。
③腹部を冷やさないようにする。腹巻きや毛布などを巻く。室温に注意する。
④脱水予防のため、こまめに少量の水分や経口補水液の摂取を促す。
⑤肛門の周りの皮膚を清潔に保つ。
⑥口腔内を清潔に保つため、口腔ケアを行う。
⑦状態にあわせて、電解質（ナトリウム、カリウムなど）を補給する。

指腸、空腸、回腸、大腸、直腸、肛門、唾液腺、肝臓、胆囊、膵臓など、弱っている部位を考慮して、食材の選定や食形態、調理方法、提供温度などを調整することで、消化器に与える負担を軽減します。

第4章　栄養ケアのすすめかた

また、発熱や腹痛、嘔吐が伴う場合には、支援方法を変更しなくてはなりません。まずはしっかりと情報収集を行い、課題を分析したうえで、多職種で連携し、対応することが大切です。食支援は「生きる支援」であり、予期しない事態が発生することも珍しくありません。一度の試みがうまくいかなくても、落ち込む必要はありません。一人で悩まずに、仲間の管理栄養士や多職種に相談しましょう。きっとよい方法がみつかると信じています。

Q49 逆流が続く高齢者にどう対応すればいいの？

医療法人社団悠翔会在宅栄養部管理栄養士　**森田千雅子**　もりた・ちかこ

逆流が起こる原因

　高齢になると、逆流がみられる人が増えます。以下におもな原因をまとめました。原因は一つではなく、複数の要因が重なっている場合もあります。図1[1]に示す胃の逆流防止機構を確認しながら読みすすめてください。

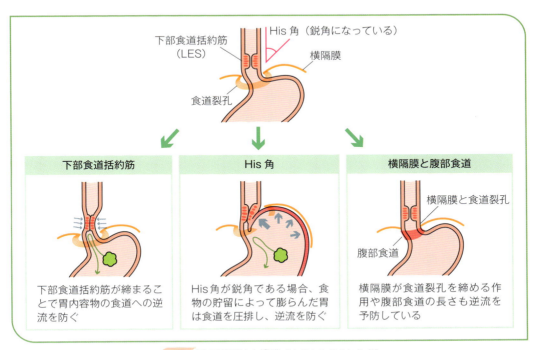

図1　胃の逆流防止機構（文献1を参考に作成）

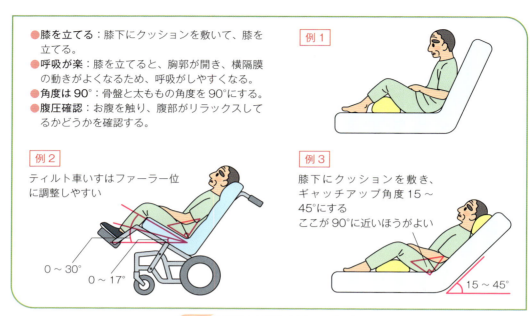

図2 逆流防止に適したファーラー位

下部食道括約筋の収縮力低下

年齢を重ねると、胃と食道の境界にある下部食道括約筋（lower esophageal sphincter；LES）の筋力が低下します。LESは通常、胃酸が食道に逆流するのを防ぎますが、加齢によりその収縮力が弱まります。

His角の鈍化

食道と胃が接続する部分には「His角」という角度があり、通常は鋭角で胃酸の逆流を防いでいます。しかし、加齢によりこの角度が緩やかになると、逆流が起こりやすくなります。また、円背や亀背、前かがみの姿勢、長期間のベッド上生活などが原因で、食道と胃の位置や角度の変化による影響も考えられます。

筋肉の拘縮・過緊張

加齢の影響だけでなく、アルツハイマー型認知症やパーキンソン病、麻痺、痛み、むくみ、長期間のベッド上生活などの要因により、拘縮や過緊張（筋肉が通常以上に緊張した状態）が生じることがあります。これによって胃が圧迫され、逆流をひき起こしやすくなります。

消化機能の低下

加齢に伴って消化機能が低下し、食物が胃に長時間とどまることが多くなります。胃内の圧力が増加し、胃酸が食道に逆流することにつながります。

表 高齢者の逆流を防ぐための対策

- 食事以外の姿勢に気をつける：個々の状況に応じたファーラー位で休息する。この姿勢は、呼吸が楽になり、腹圧がかかりにくいため、逆流を防ぐ効果がある。
- 少量・頻回食にする：1回の食事量（容量）を減らす代わりに、軽食や栄養補助食品を活用し、栄養量は減らさないように工夫する。
- 排便がスムーズに行われるよう、多職種と連携する（Q47、168ページ）。
- 下痢が改善するよう、多職種と連携する（Q48、170ページ）。
- 歯科と連携し、口腔ケアと唾液腺マッサージを行う。
- 脱水に注意する：一度に摂取する水分量が多かったり、水分がサラサラした液体のままでは、逆流を誘発する可能性があるため注意する。
- 癒やしの時間を大切にする：ケアする際に相手を驚かせないように配慮する。

薬の影響

降圧薬や鎮痛薬など、いくつかの薬剤には胃酸の逆流をひき起こす副作用があります。高齢者は複数の薬剤を服用していることが多いため、その影響も考えられます。

浅い呼吸

食道は横隔膜を通って胃と接合しているため、浅い呼吸が続くと横隔膜の上下運動が不十分になり、横隔膜がかたくなることがあります。この状態ではLESの機能が低下し、胃酸が逆流しやすくなります。

交感神経の優位状態

ストレスや緊張が続くと交感神経が優位となり、胃のはたらきが抑制されて消化不良をひき起こしやすくなります。

唾液分泌量の低下

唾液の分泌量が低下すると、逆流した胃液を唾液で押し戻すことができなくなります。

逆流を防ぐための対策

基本的なことですが、まずは姿勢を確認しましょう。長時間座りっぱなしの姿勢の場合、腹部が圧迫され続けている可能性があります。一人ひとりに適したファーラー位の例を図2に示します。そのほか、逆流を防ぐための対策を表にまとめました。

引用・参考文献

1）近畿大学医学部外科学教室. 食道・胃・十二指腸 胃食道逆流症（ガード）.（http://www.kindai-geka.jp/general/esophagus/gerd.html, 2025年2月閲覧）.

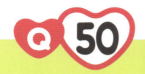

嚥下調整食を食べてくれない利用者にはどのように対応したらいいの？

特定非営利活動法人はみんぐ南河内機能強化型認定栄養ケア・ステーションからふる代表
時岡奈穂子 ときおか・なほこ

「食べない」本当の理由は？

　患者・利用者が「食べない」理由はさまざまであるため、まずはその理由を把握することが重要です。嚥下機能に適応した嚥下調整食を拒否するおもな理由として、①味が嫌、②食感が嫌、③見た目が嫌、④みんなと違うものを食べるのが嫌、といったことがあげられます。それぞれの理由に対し、本人の思いを聞きとり、対応策を考え、提案を重ね、寄り添いながらともに考えていくことが大切です。寄り添い型の支援が患者・利用者からの信頼を得ることにつながり、食行動が前向きに変容するきっかけとなります。

食形態の調整を支援者だけで決めていないか？

　食事提供側の発想を変えていくことも重要です。たとえば、スープやパテ、テリーヌや煮こごりなど、既存の調理法で嚥下調整食にも活用できる料理がいくつもあります。それらは普通食でありながら嚥下調整食にもなるので、ユニバーサルに提供ができます。給食の調理オペレーションでも食形態を調整する工程を省くことができるので、作業効率がよくなりますし、加熱調理後の加工工程がないので、衛生管理上もリスクが少ないメニューといえます。
　また、食形態の調整が必要になった場合に、支援者だけで決めていることはないでしょうか。本人や家族、支援者が納得した食形態の変更であれば、変更後の受け入れもスムーズであり、食形態の変更によって栄養状態の維持・改善が効果的にできます。食形態の変更であっても、その選択と決定に患者や家族の意思は重要です。そして、支援にかかわる者との合意も必要です。参考としたいのが、日本老年医学会による「高齢者ケアの意思決定プロセスに関するガイ

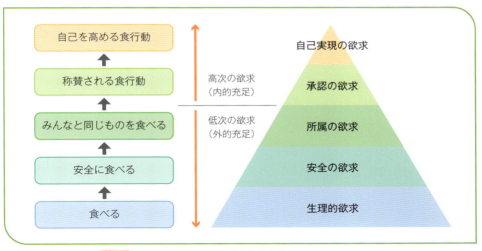

図 マズローの5段階の欲求と食行動（文献2を参考に作成）

ドライン：人工的水分・栄養補給の導入を中心として」[1] です。医療・介護における意思決定プロセスについて一般的な指針が示されており、高齢者ケアに限定されず汎用性があると記されています。

患者・利用者の「食の欲求」を考える

時に、本人が支援を受け入れずに拒否する場合があります。その場合は「食欲＝欲求」ということを考えてみましょう。図[2] に食の欲求について、マズローの5段階の欲求を参考に整理しました。

一般的に喫食者の食の欲求は自己への利益や称賛、または「みんなと同じものを食べる」といった高次の欲求に近いものであるのに対し、支援者側の提案は低次の欲求の「安全に食べる」であることが多くみられます。そのすれ違いや、本人による病態の不理解、予後予測の共有ができていないと、拒否となって現れます。マズローは5段階の欲求について「欲求の階層と健康度は相関し、基本的欲求が満たされる事で心理的健康度が増進する。しかし、その逆すなわち欲求が満たされない場合は不健康になり、場合によっては病気になる事も考えられる」としています[2]。

支援者側は機能的に安全なミキサー食などをすすめていても、患者・利用者にとっては食経験のない食形態であり、見た目にどのような料理かわからないために「安全に食べる（安全の

欲求）」を満たせていない場合があります。このような場合は反発や拒否から食思不振をまねき、経口摂取量不足による低栄養をひき起こすこともあります。速やかに、患者や家族、支援者と原因となっている事象について解きほぐし、合意形成を行いましょう。合意形成は多様な意見が存在するなかで最善策を探し続け、落としどころをみつける作業です。患者・利用者の思いや背景を知り、理解するという「物語と対話に基づく医療（narrative-based medicine；NBM）」による支援も必要となります。

　食を楽しんでもらうことは栄養改善の重要な要素です。食形態の調整は食べる権利にかかわるという意識をもって支援していきましょう。

引用・参考文献

1）日本老年医学会. 高齢者ケアの意思決定プロセスに関するガイドライン：人工的水分・栄養補給の導入を中心として.（https://www.jpn-geriat-soc.or.jp/proposal/pdf/jgs_ahn_gl_2012.pdf, 2025 年 2 月閲覧）.
2）アブラハム・H・マスロー. 完全なる人間：魂のめざすもの. 第 2 版. 上田吉一訳. 東京, 誠信書房, 1998, 342p.

索 引

欧文

AD	120
ALS	100
BCP	24，151
DLB	120
FTD	120
LIFE	32，37
VaD	120

あ行

遊びリテーション	148
アルツハイマー型認知症	63，120
一体的取り組み	52，82
胃瘻	135
栄養アセスメント加算	72
栄養改善加算	75，88
栄養管理体制加算	78
栄養ケア計画書	18，96
栄養ケア・経口移行・経口維持計画書	18，40
栄養ケア・マネジメント	17
栄養情報提供書	62
栄養情報連携料	90
栄養食事指導	157
栄養補助食品	139，142
栄養マネジメント強化加算	21，36
嚥下調整食	10，176

か行

介護医療院	10
介護老人福祉施設	10
介護老人保健施設	10
外部との連携	92
科学的介護情報システム	32，37
カルシウム拮抗薬	164
関節リウマチ	100
感染症	24
嵌入便	168
逆流	173
給食委員会	146
給食管理業務	10
行事食	11
業務継続計画	24，151
居宅療養管理指導	86，89
—費（Ⅰ）	93
—費（Ⅱ）	93
筋萎縮性側索硬化症	100
禁食	163
グループホーム	166
経管栄養	135
経口移行加算	21，39
経口維持加算	41
—Ⅰ	21，41
—Ⅱ	22，41
血液検査	132

血管性認知症 ……………………… 120

下痢 ……………………………… 170

口腔・栄養スクリーニング加算 …… 68

　―Ⅰ ……………………………… 68

　―Ⅱ ……………………………… 68

誤嚥性肺炎 ………………………… 45

献立作成 …………………………… 10

さ 行

災害 ………………………… 24，151

再入所時栄養連携加算 ……… 19，47

差し入れ ………………………… 161

事業所フィードバック …………… 32

自助食器 …………………………… 11

若年性認知症 …………………… 100

終末期 …………………………… 124

障害者支援施設 …………… 66，127

褥瘡 ………………………… 51，113

自立支援・重度化防止 …………… 29

摂取量が少ない人 ……………… 109

前頭側頭型認知症 ……………… 120

た 行

体重減少 ………………………… 144

退所時栄養情報連携加算 … 19，60，90

代替食 …………………………… 163

大脳皮質基底核変性症 ………… 100

多職種による課題の解決 ………… 98

脱水予防 …………………………… 63

ターミナルケア加算 ……… 14，54

短期目標 …………………………… 96

地域包括ケアシステム …………… 14

中核症状 ………………………… 119

長期目標 …………………………… 96

調理レクリエーション ………… 148

通所介護施設 ……………………… 76

鉄剤 ……………………………… 164

糖尿病 ……………………… 51，103

糖尿病性腎症 ……………………… 51

特別養護老人ホーム ……………… 10

な 行

認知症 …………………………… 119

　―高齢者 ………………………… 79

は 行

パーキンソン病 ………………… 100

非常食 ……………………… 24，151

備蓄品 …………………………… 152

貧血 ………………………………… 51

ファーラー位 …………………… 175

フィジカルアセスメント ……… 132

ペースト食 ……………………… 166

便秘 ……………………………… 168

ま行

末期がん ……………………………… 100
看取り介護 …………………………… 124
　―加算 ………………………………… 57
ミールラウンド ………………… 13，37，158

や行

薬剤 …………………………………… 164

ら行

リハビリテーション・個別機能訓練、栄養、口腔
に係る実施計画書 …………………… 18
リハビリテーションマネジメント加算（ハ）… 80
利用者フィードバック ………………… 32
療養食加算 ……………………… 22，50
レビー小体型認知症 ………………… 120
ローリングストック法 ………………… 153

わ行

ワルファリンカリウム（ワーファリン）……… 164

好評書

NutritionCare 2024年春季増刊
病院・介護保険施設・在宅で活用できる
高齢者の栄養ケア ポイントBOOK

試し読みができます！

メディカ出版 オンラインストア

福島学院大学短期大学部食物栄養学科准教授
田村 佳奈美 編著

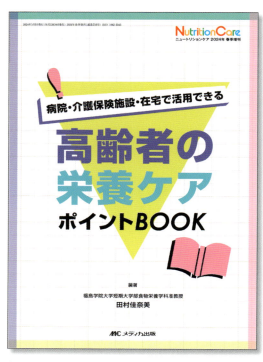

「食べること」「栄養をとること」は「健康に」年齢を重ねるために大切である。高齢者の栄養状態や栄養摂取状況は、疾患、薬剤の影響、認知症の有無など、さまざまな要因によって一人ひとり大きく異なる。栄養士・管理栄養士が高齢者の食と栄養の特徴を理解し、最適な栄養ケアを行えるよう、Q&A形式でわかりやすく解説する。

定価3,300円（本体＋税10％）B5判／184頁　ISBN978-4-8404-8412-1

内容

第1章　高齢者における栄養の特徴と食事の工夫
Q1　高齢者に低栄養が多いのはなぜ？　ほか

第2章　高齢者の栄養アセスメント
Q8　高齢者の身体計測はどのように行うの？　ほか

第3章　高齢者の摂食嚥下障害と口腔ケア
Q14　どのようなときに摂食嚥下障害を疑うの？　ほか

第4章　高齢者の浮腫・脱水
Q22　高齢者の浮腫の原因は何？　ほか

第5章　高齢者の排尿・排便障害
Q26　高齢者の排尿障害の原因は何？　ほか

第6章　高齢者の感染症・褥瘡
Q34　低栄養と感染症はどう関連するの？　ほか

第7章　高齢者の筋力低下と運動
Q41　高齢者の運動と栄養（代謝）はどう関連しているの？　ほか

第8章　薬剤と栄養・食事の関係
Q46　嚥下機能に影響する薬剤はあるの？　ほか

第9章　認知症における食事の工夫
Q49　認知症の原因疾患にはどのようなものがあるの？食事の障害は異なるの？
Q50　認知症で食べられなくなる原因は何？食べられなくなったらどうすればいいの？　ほか

すべての医療従事者を応援します
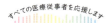
MC メディカ出版

好評書

NutritionCare 2024年秋季増刊
ひと目でなっとく！
水・電解質・酸塩基平衡
イラスト解説と症例で"ニガテ"解消

試し読みができます！

メディカ出版 オンラインストア

東京医科大学腎臓内科学分野主任教授／
東京医科大学病院副院長　菅野 義彦　編著

人体の恒常性を保ち、さまざまな疾患に関係する水・電解質、酸塩基平衡の知識は、管理栄養士に必須である。本書では、むずかしいと思われがちな水・電解質、酸塩基平衡について、イラスト図解を交えて解説し、現場でよくみる電解質異常症例も取り上げる。

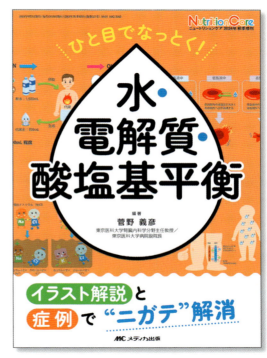

定価3,300円（本体＋税10%）B5判／160頁　ISBN978-4-8404-8413-8

内容

第1章　水・電解質・酸塩基平衡の"ニガテ"解消！
1. 体液の組成と調整
2. 浸透圧とサードスペース
3. 代謝水と不感蒸泄
4. 脱水と溢水
5. 電解質異常と身体症状
6. カリウムイオン、ナトリウムイオン、クロールイオン
7. マグネシウムイオン、リン酸イオン、カルシウムイオン
8. 水・電解質輸液の目的と組成
9. 栄養輸液の目的と組成
10. そのほかの輸液の目的と組成
11. リフィーディング症候群
12. pHと緩衝
13. 代謝性アシドーシス・代謝性アルカローシス
14. 呼吸性アシドーシス・呼吸性アルカローシス
15. アニオンギャップ
16. 血液ガス分析

第2章　電解質異常の"ニガテ"解消！
1. 高カリウム血症・低カリウム血症
2. 高ナトリウム血症・低ナトリウム血症
3. 高リン血症・低リン血症

第3章　症例でなっとく！ 電解質異常
1. 高齢者の電解質異常
2. 下痢・嘔吐時の電解質異常
3. 周術期の電解質異常
4. 血液透析患者の電解質異常
5. 薬剤性の電解質異常
6. がん化学療法時の電解質異常

すべての医療従事者を応援します　MC メディカ出版

★増刊への感想・提案

　このたびは本増刊をご購読いただき、まことにありがとうございました。編集室では今後も、より皆さまのお役に立てる増刊の刊行を目指してまいります。つきましては本書に関するご感想・ご提案などがございましたら、当編集室までお寄せください。また、掲載内容につきましてのご質問などがございましたらお問い合わせください。

★連絡先

〒532-8588　大阪市淀川区宮原 3-4-30 ニッセイ新大阪ビル 16F
株式会社メディカ出版「ニュートリションケア編集室」
E-mail：nutrition@medica.co.jp

The Japanese Journal of Nutrition Care　ニュートリションケア 2025 年春季増刊（通巻 231 号）

令和 6 年度介護報酬改定対応！
栄養ケア・マネジメントのギモン Q＆A50

2025 年 5 月 1 日発行	
編　著	森光 大
発 行 人	長谷川 翔
編集担当	西川雅子・高坂美波
編集協力	吉井有美
組　版	稲田みゆき
発 行 所	株式会社メディカ出版
	〒532-8588　大阪市淀川区宮原 3-4-30
	ニッセイ新大阪ビル 16F
	編集　　　　　　電話：06-6398-5048
	お客様センター　電話：0120-276-115
	E-mail　nutrition@medica.co.jp
	URL　https://www.medica.co.jp/
広告窓口	総広告代理店　(株)メディカ・アド　電話：03-5776-1853
デザイン	藤田修三
イラスト	中村恵子
定価（本体 3,000 円＋税）	印刷製本　株式会社シナノ パブリッシング プレス

ISBN978-4-8404-8726-9

乱丁・落丁がありましたら、お取り替えいたします。
無断転載を禁ず。
Printed and bound in Japan

本誌に掲載する著作物の複製権・翻訳権・翻案権・上映権・譲渡権・公衆送信権（送信可能化権を含む）は株式会社メディカ出版が保有します。
JCOPY　＜(社)出版者著作権管理機構　委託出版物＞
本書の無断複写は著作権法上での例外を除き禁じられています。複写される場合は、そのつど事前に、(社)出版者著作権管理機構（電話 03-5244-5088、FAX 03-5244-5089、e-mail：info@jcopy.or.jp）の許諾を得てください。
売上の一部は、各種団体への寄付を通じて、社会貢献活動に活用されています。